I0424114

www.ingramcontent.com/pod-product-compliance
Lightning Source LLC
Chambersburg PA
CBHW050524290526
45786CB00007B/2688

9781514752807

誰にも出来るホームセラピーとしてレイキをご紹介します。レイキは、大正時代に臼井甕男《みかお》氏によって始められ、戦後世界中へ広まり、今や六百万人以上の人に使われるようになりました。日本では、戦後の西洋医療の整備による反動で知られないままでしたが、癒しブームなどを背景にして、徐々に認知されるようになってきました。

レイキは、人の身体に流れる自然なエネルギー。レイキを全く知らなくても、誰にでも多少は流れている非常に身近なものです。それを有効に使うと、代替療法、家庭内療法として活用出来るようになります。

レイキは、医学的知識のない人が使っても全く安全。使う際の費用も一切かかりません。胎児から高齢者、軽い不調から終末期のケアまで非常に幅広く使うことができる、まさに究極の家庭内療法、ホームセラピーです。

本書は、このレイキを、マンガと画像を使って、分かりやすく知って頂くためのものです。実際の練習法や手の当て方など、実践的な内容もありますので、レイキを独学で試したい人にも大変便利です。レイキスクールのテキストとして使用することも出来ます。本書がきっかけとなり、レイキを知る人が増え、多くの人に活用して頂けることを願ってやみません。

２０１５年７月吉日　仁科まさき

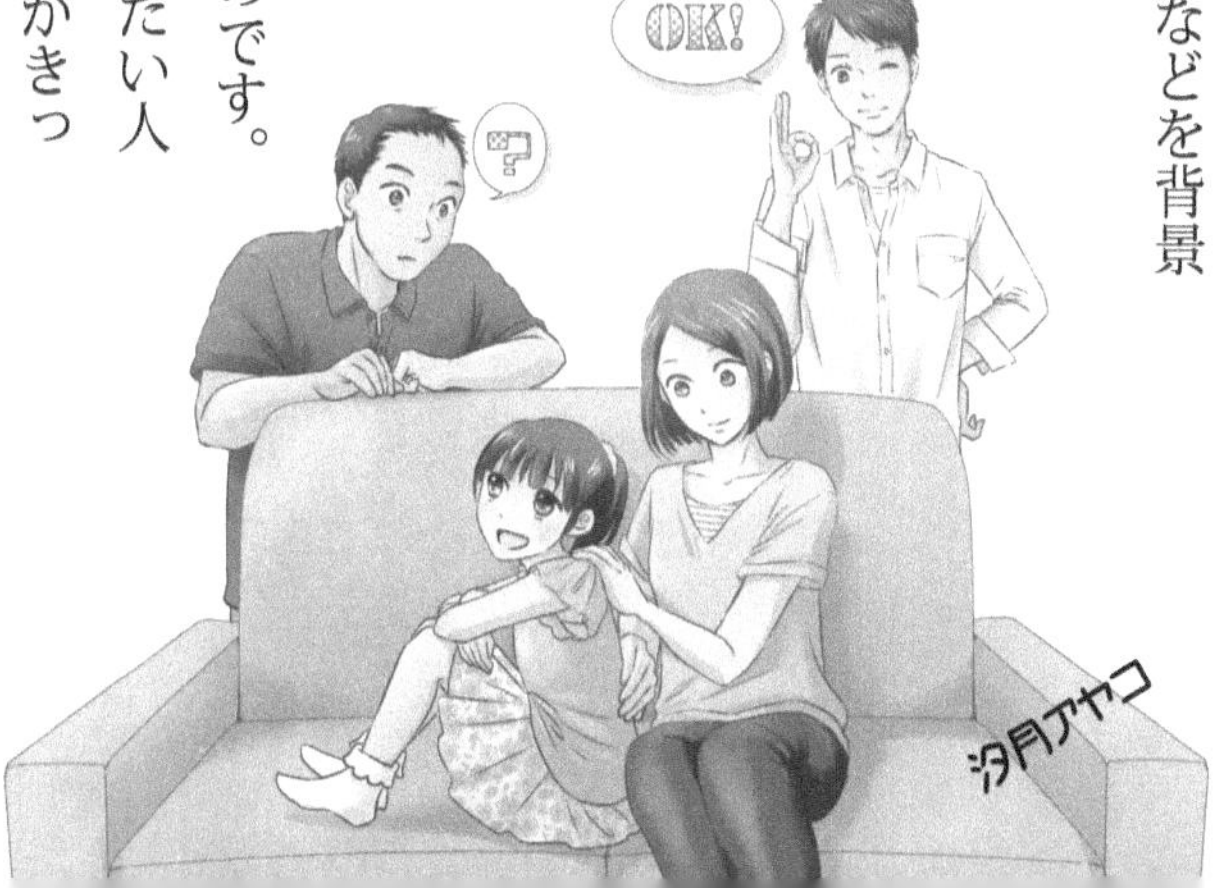

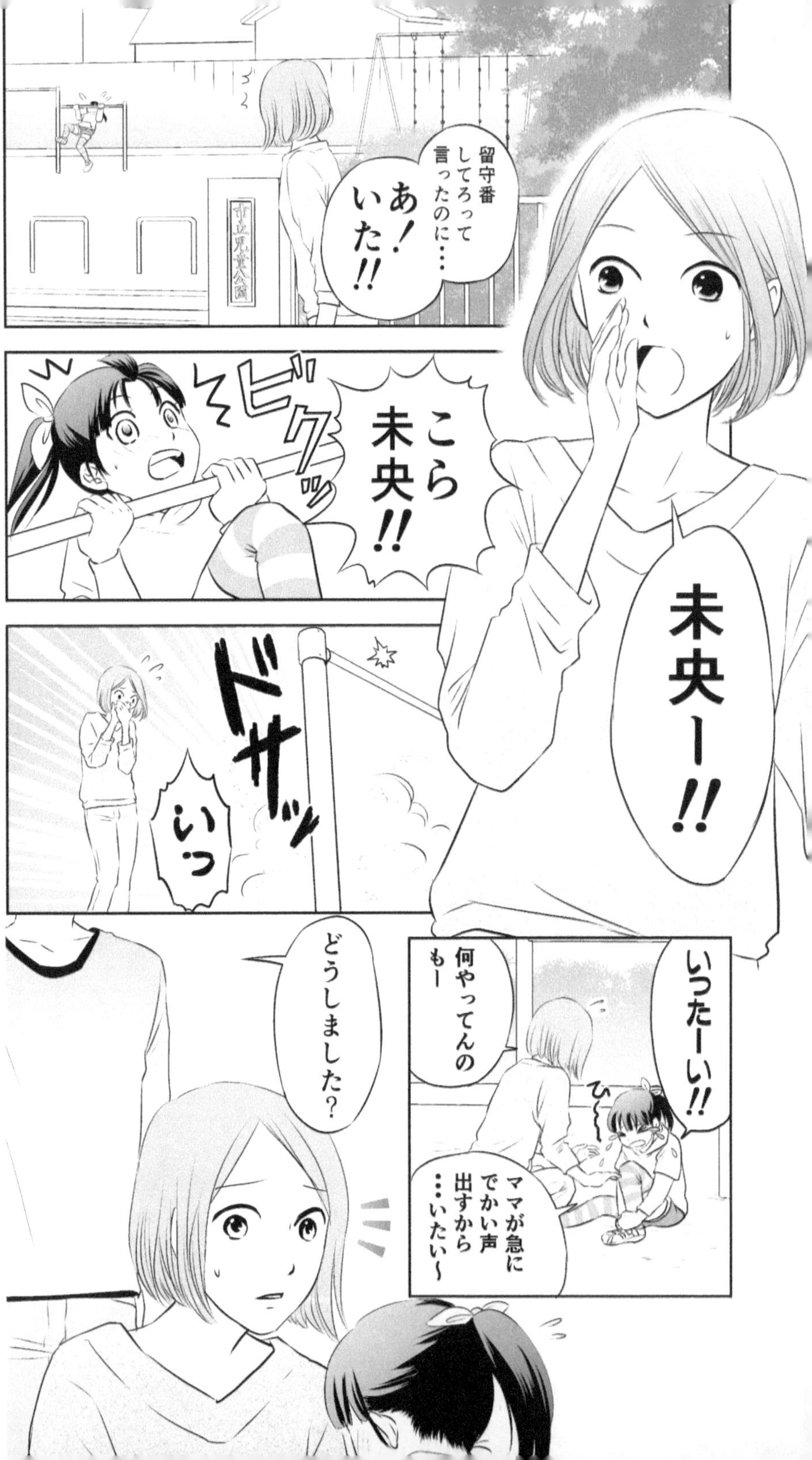

市立児童公園
留守番してろって言ったのに……
あ！いた!!
未央ー!!
こら未央!!
ビクッ
ドザッ
いっ
いったーい!!
何やってんのもー
ひ〜〜
ママが急にでかい声出すから……いたい〜
どうしました？

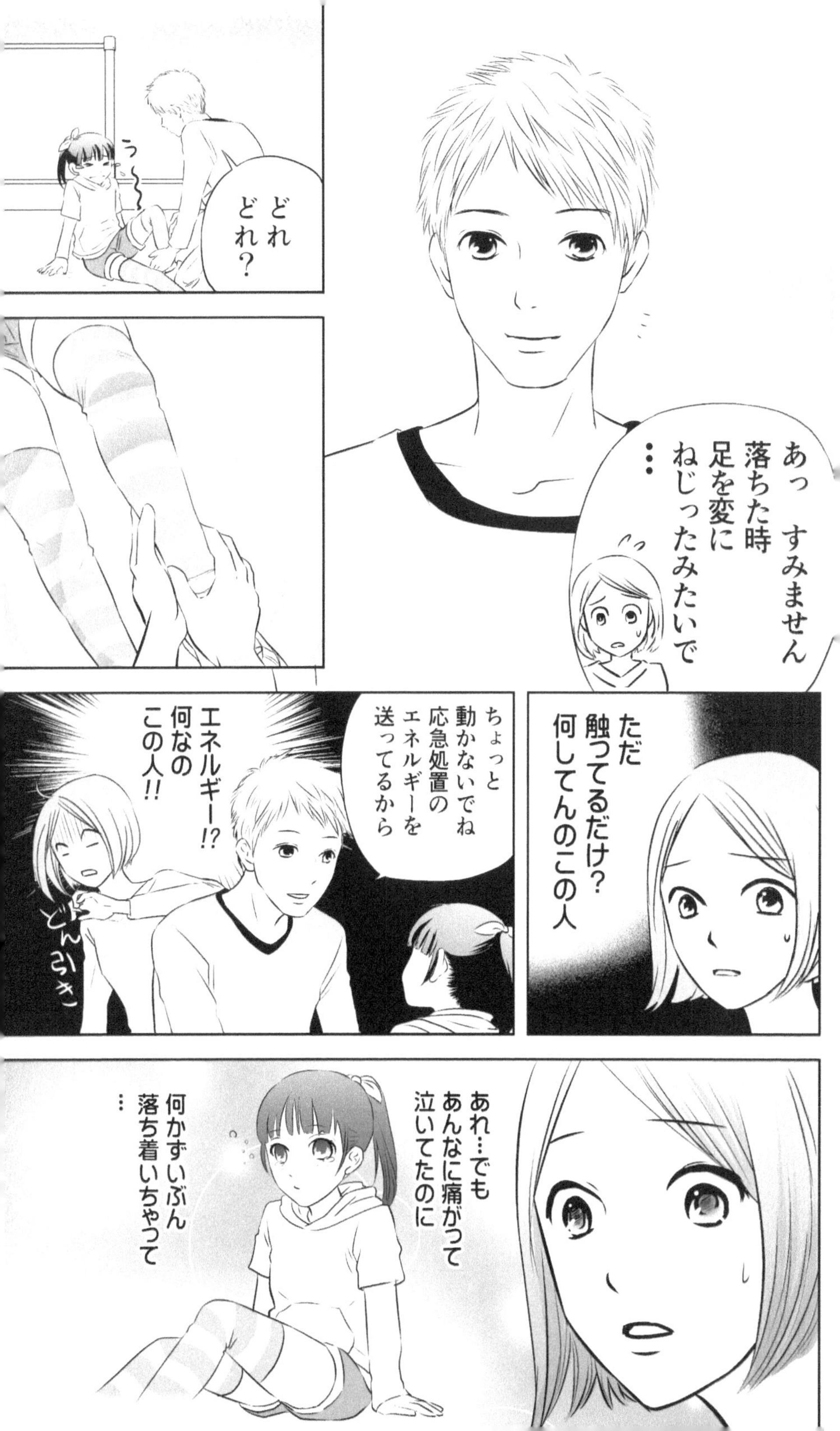
どれ どれ？
う～～
あっ すみません 落ちた時 足を変に ねじったみたいで…
ただ 触ってるだけ？ 何してんのこの人
ちょっと 動かないでね 応急処置の エネルギーを 送ってるから
エネルギー!? 何なの この人!!
どん引き
あれ…でも あんなに痛がって 泣いてたのに
何かずいぶん 落ち着いちゃって…

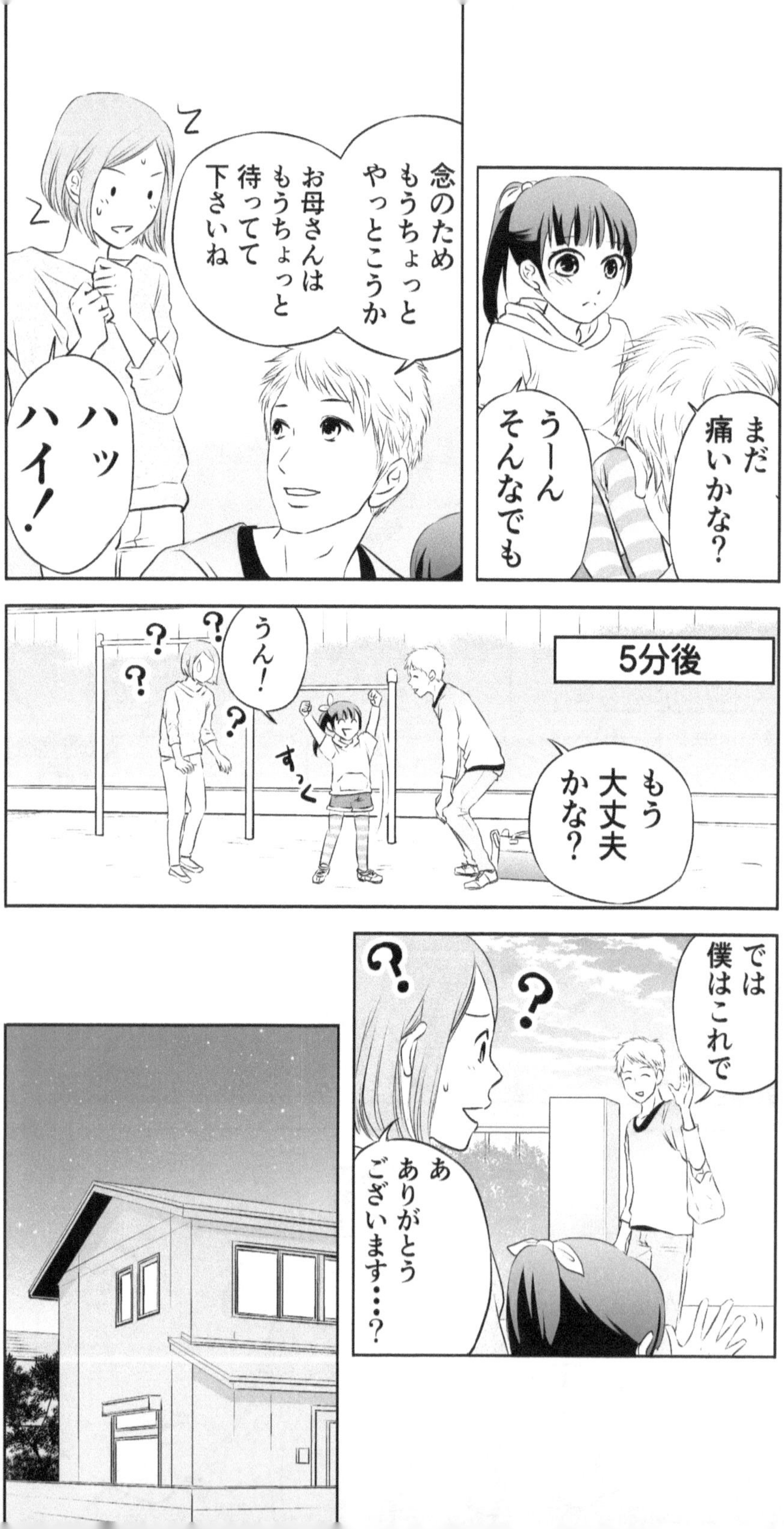
まだ痛いかな？
うーん そんなでも
念のため もうちょっと やっとこうか
お母さんは もうちょっと 待ってて 下さいね
ハッ ハイ！
5分後
もう 大丈夫 かな？
うん！
すっく
では 僕はこれで
あ ありがとう ございます…？

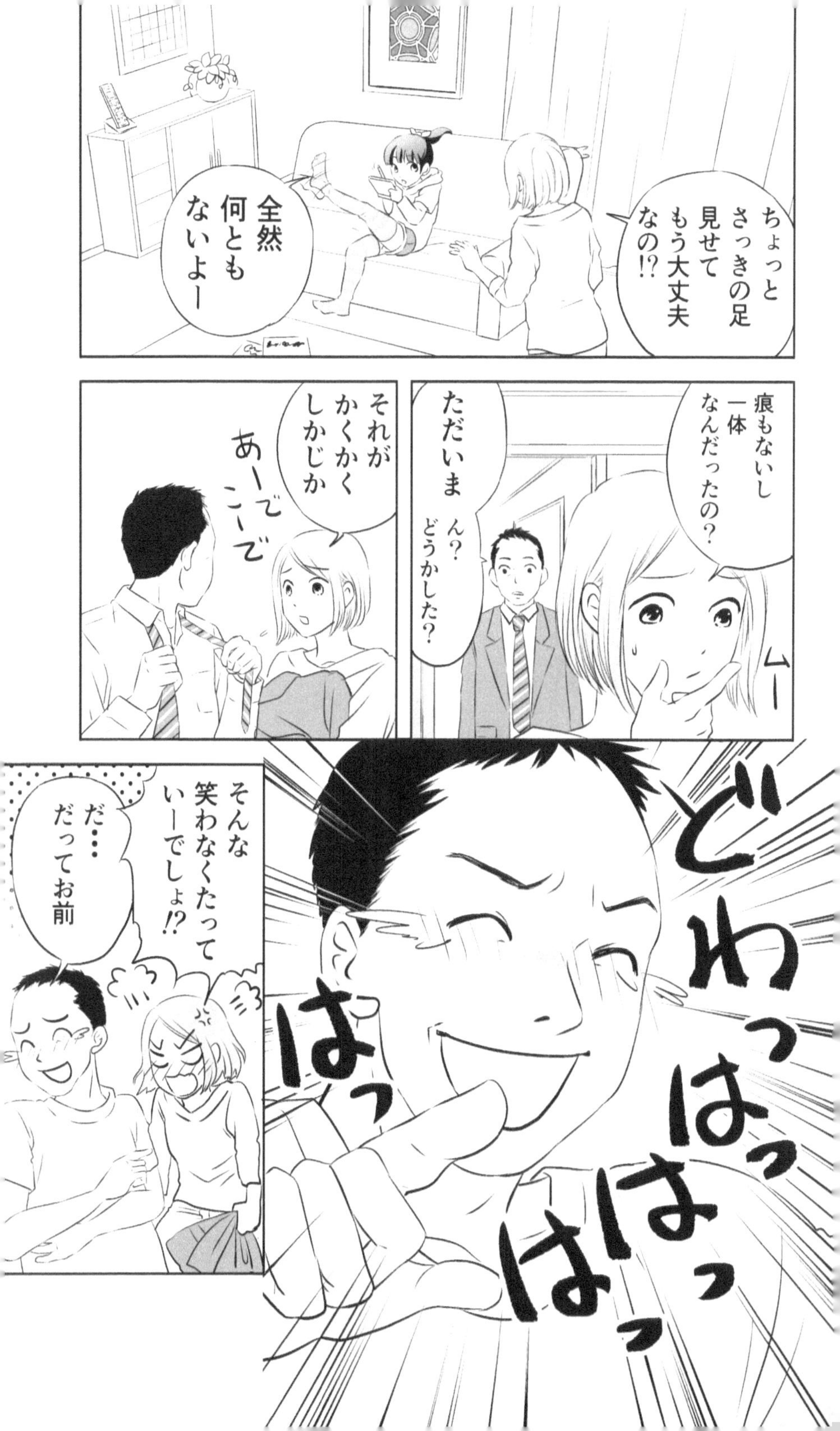
ちょっと さっきの足 見せて もう大丈夫 なの!?
全然 何とも ないよー
痕もないし 一体 なんだったの?
ムー
ただいま
ん? どうかした?
それが かくかく しかじか
あーで こーで
どわっはっはっはっ
はっ
そんな 笑わなくたって いーでしょ!?
だ… だってお前

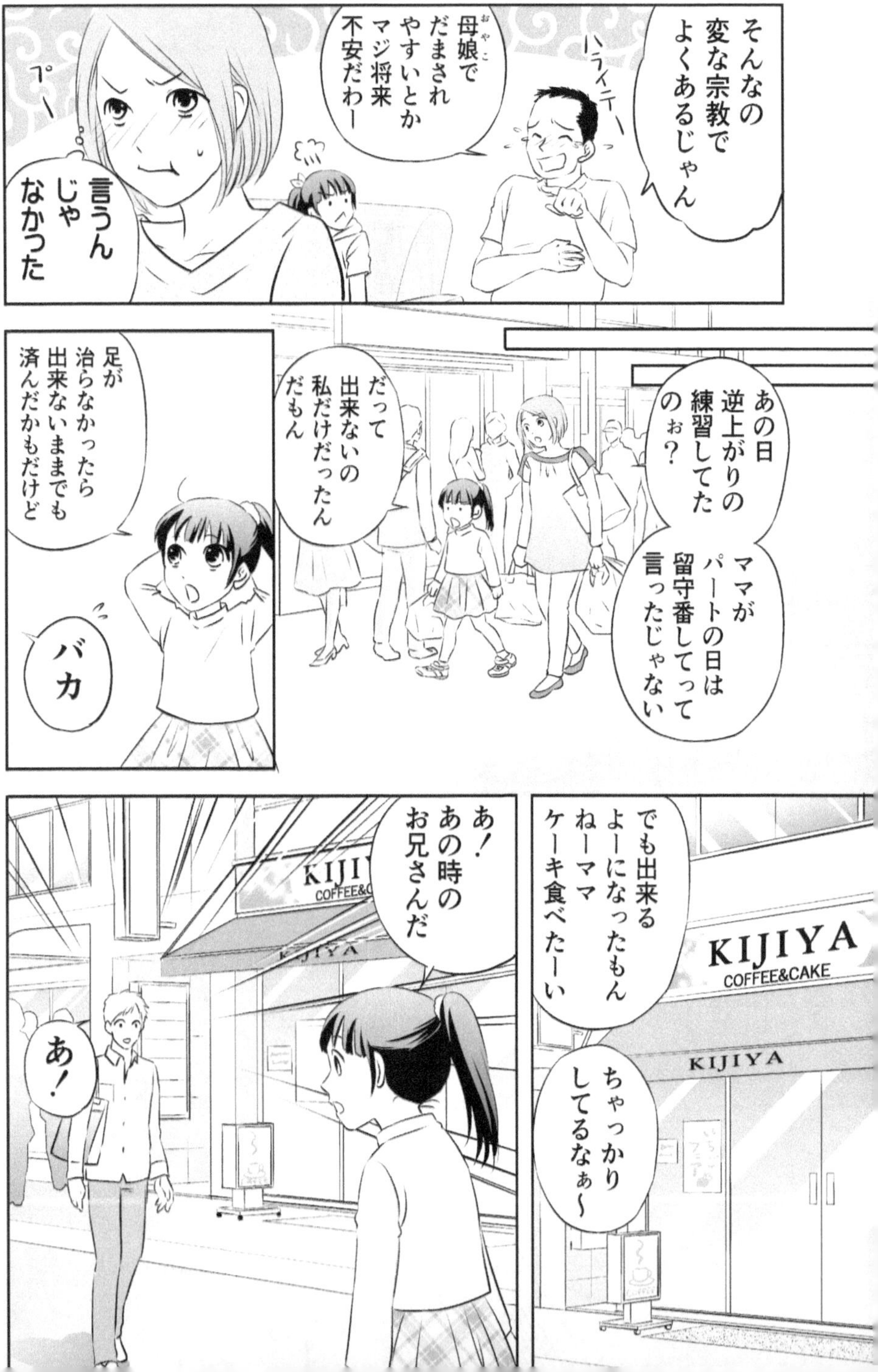

そんなの変な宗教でよくあるじゃん
ハライテー
母娘《おやこ》でだまされやすいとかマジ将来不安だわー
プ～
言うんじゃなかった
あの日逆上がりの練習してたのぉ？
ママがパートの日は留守番してってって言ったじゃない
だって出来ないの私だけだったんだもん
足が治らなかったら出来ないままでも済んだかもだけど
バカ
でも出来るよーになったもんねーママケーキ食べたーい
KIJIYA
COFFEE&CAKE
KIJIYA
ちゃっかりしてるなぁ～
あ！あの時のお兄さんだ
KIJIYA
あ！

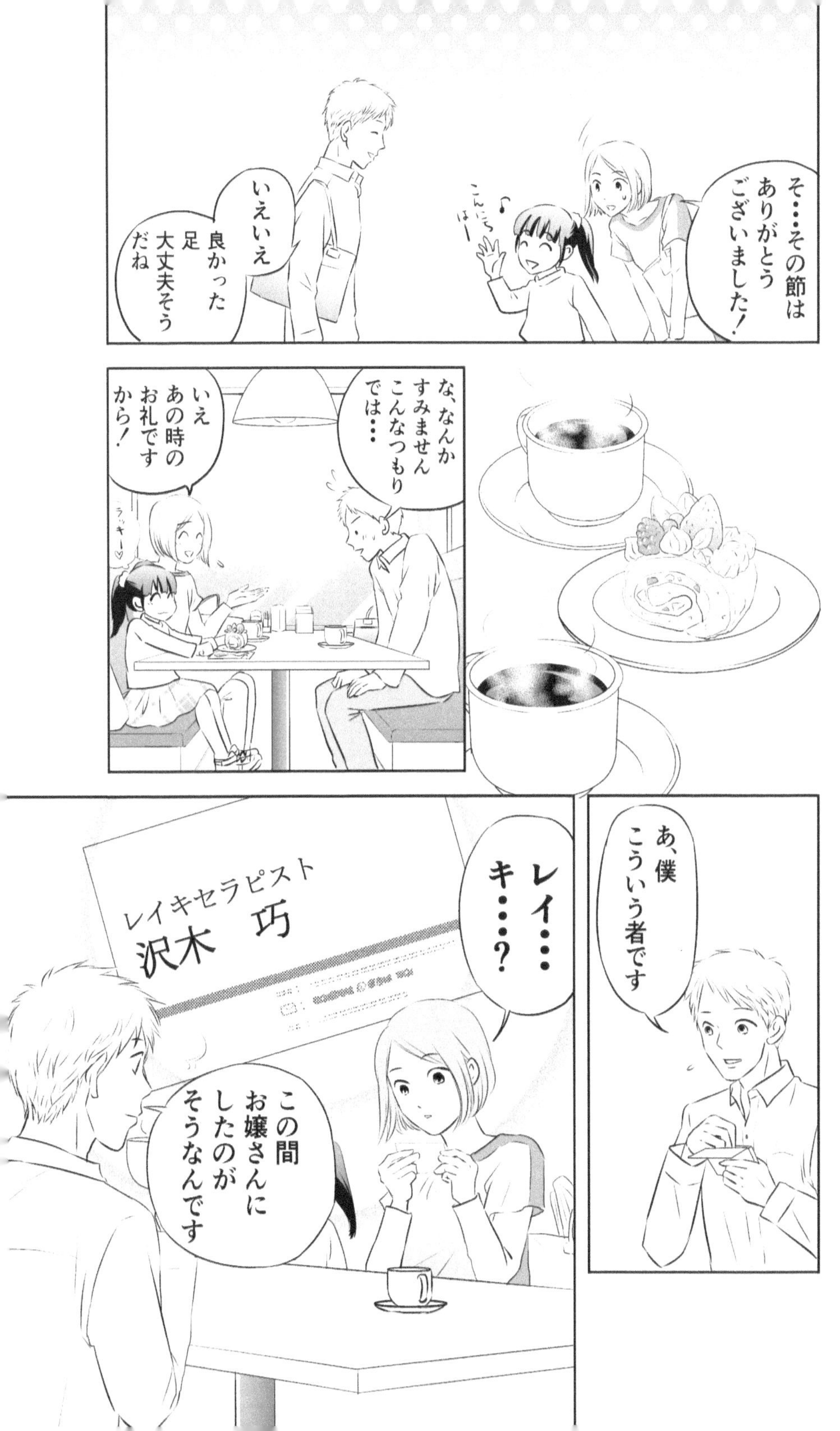

そ…その節はありがとうございました！
こんにちはー
いえいえ 良かった 足 大丈夫そうだね
な、なんか すみません こんなつもりでは…
いえ あの時のお礼ですから！
ラッキー♡
あ、僕 こういう者です
レイ…キ…？
レイキセラピスト
沢木 巧
この間 お嬢さんにしたのが そうなんです

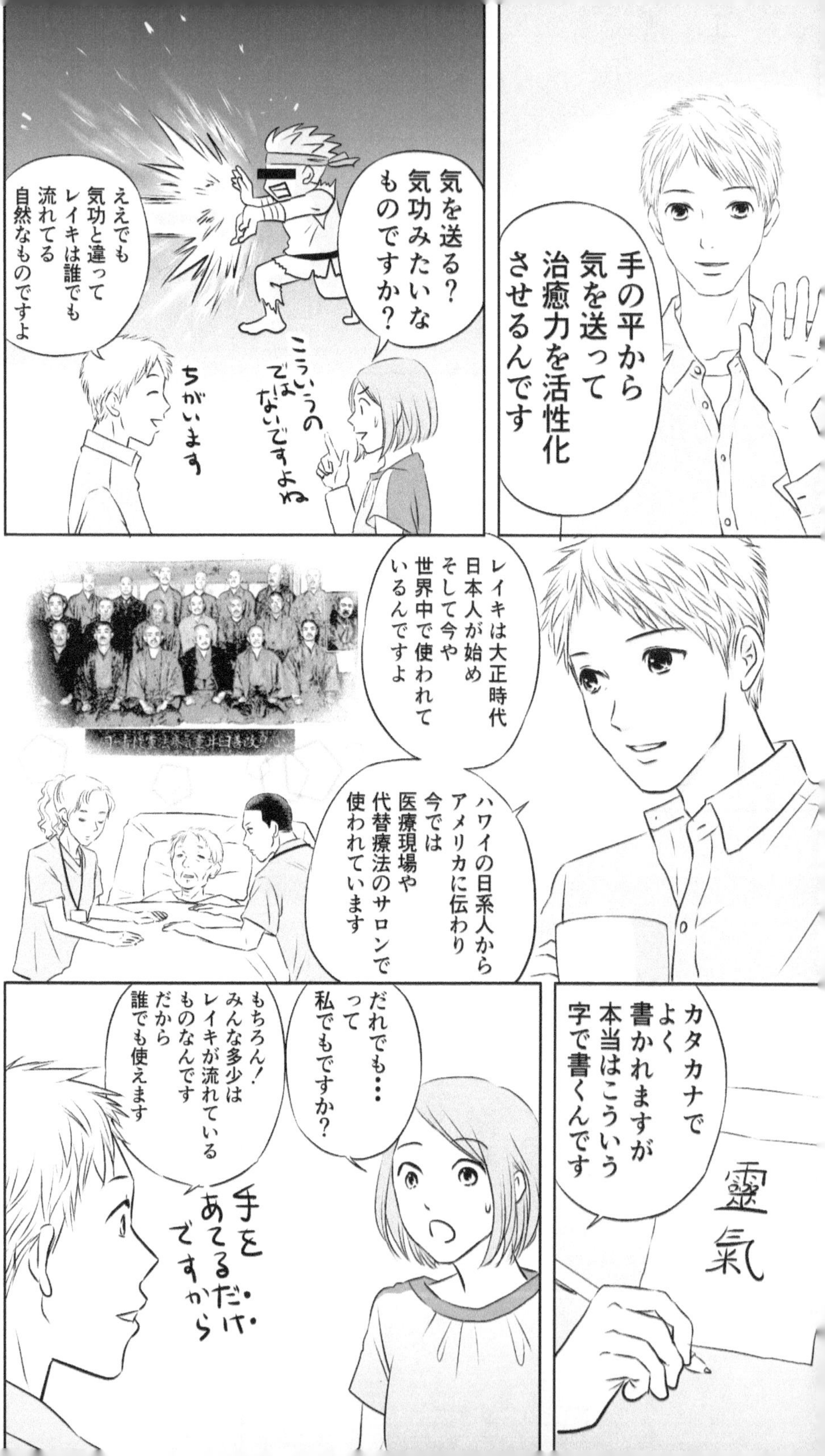
手の平から気を送って治癒力を活性化させるんです
気を送る？気功みたいなものですか？
こういうのではないですよね
ええでも気功と違ってレイキは誰でも流れてる自然なものですよ
ちがいます
レイキは大正時代日本人が始めそして今や世界中で使われているんですよ
ハワイの日系人からアメリカに伝わり今では医療現場や代替療法のサロンで使われています
カタカナでよく書かれますが本当はこういう字で書くんです
靈氣
だれでも…って私でもですか？
もちろん！みんな多少はレイキが流れているものなんですだから誰でも使えます
手をあてるだけですから

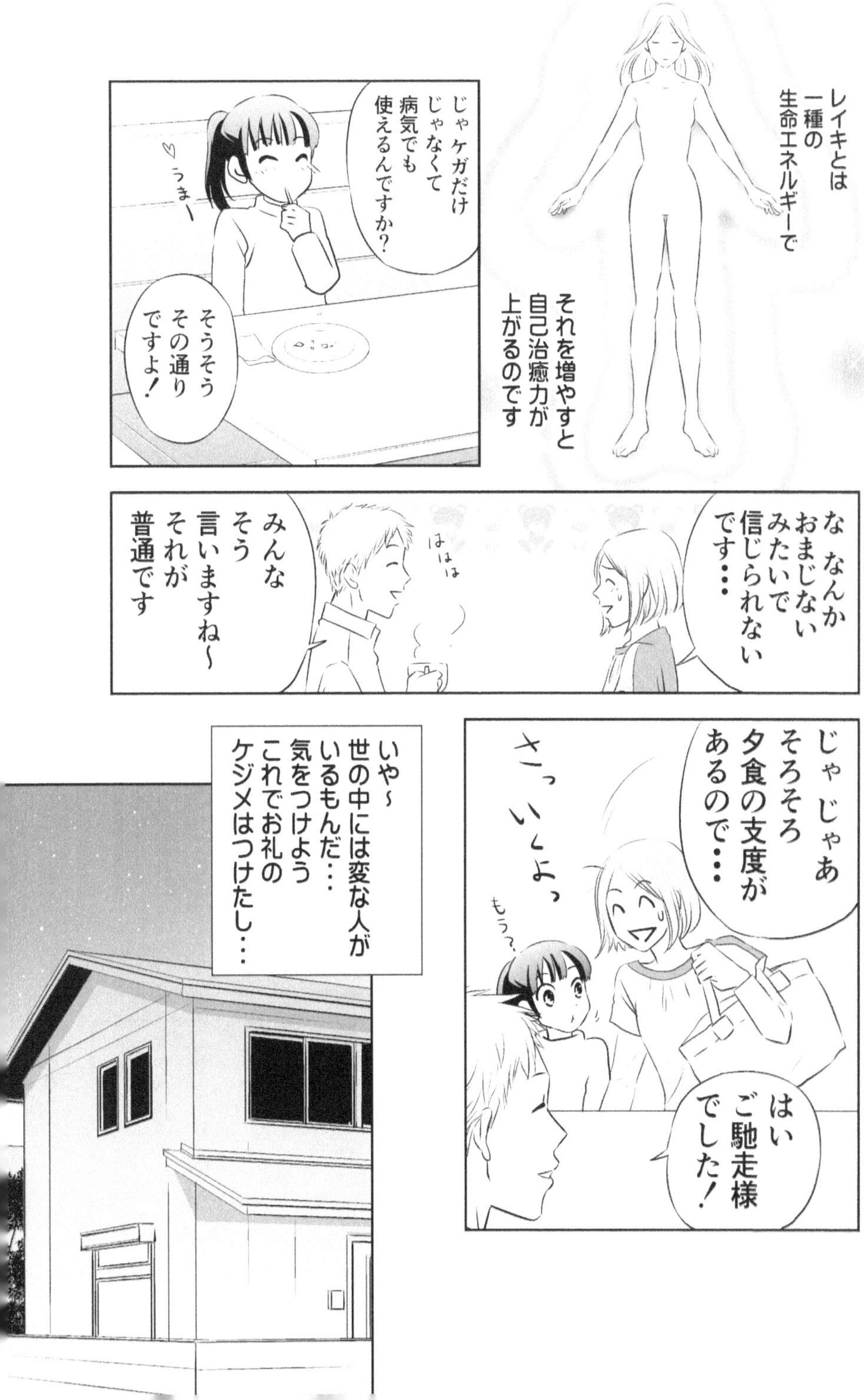

レイキとは一種の生命エネルギーで
それを増やすと自己治癒力が上がるのです
じゃケガだけじゃなくて病気でも使えるんですか?
うま〜
そうそうその通りですよ!
ななんかおまじないみたいで信じられないです…
ははは
みんなそう言いますね〜それが普通です
じゃじゃあそろそろ夕食の支度があるので…
さっいくよっ
もう?
はいご馳走様でした!
いや〜世の中には変な人がいるもんだ…気をつけようこれでお礼のケジメはつけたし…

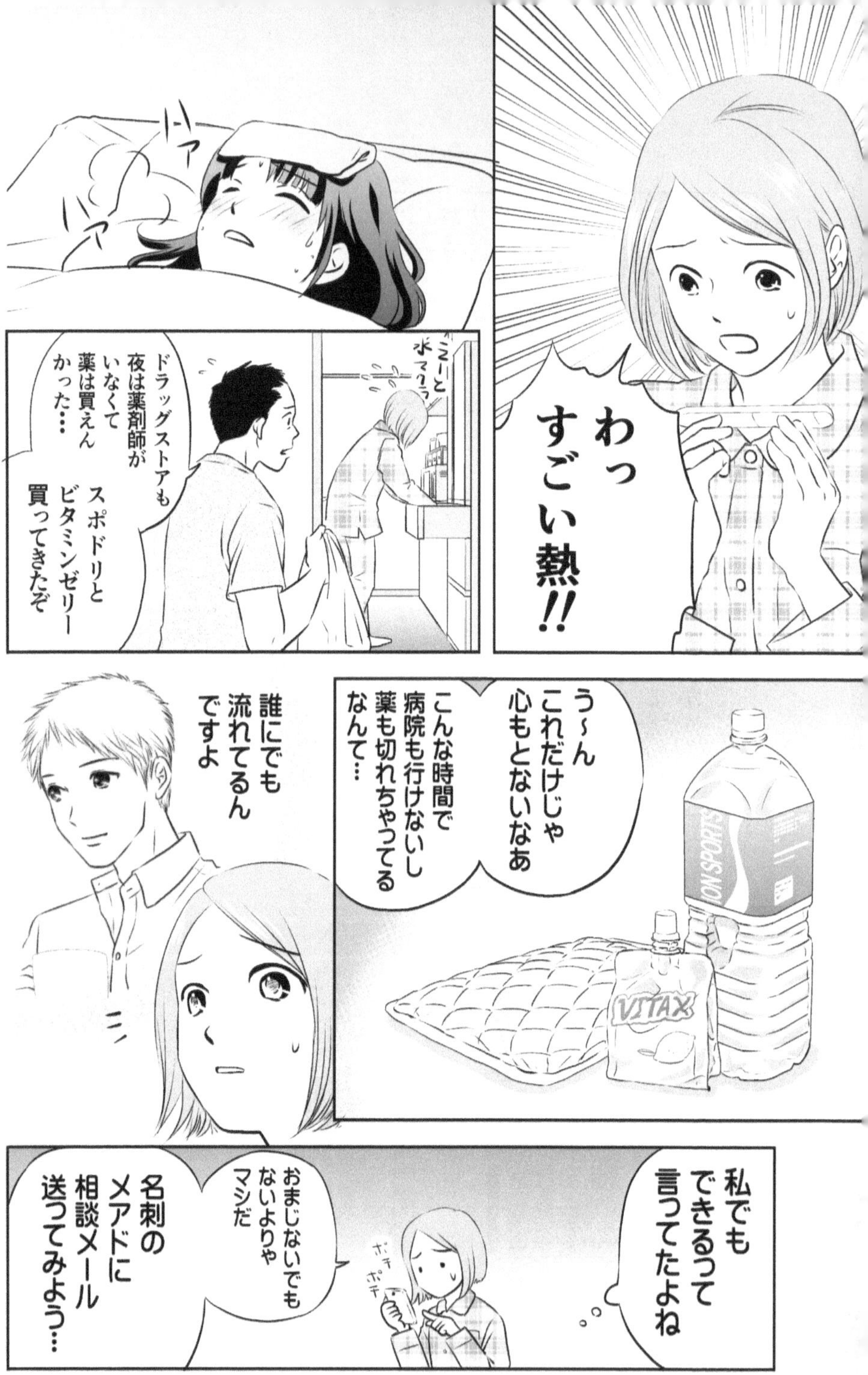

わっ
すごい熱!!
ハァ
ハァ
水マクラ
ドラッグストアも夜は薬剤師がいなくて薬は買えんかった…
スポドリとビタミンゼリー買ってきたぞ
う～ん これだけじゃ心もとないなあ
こんな時間で病院も行けないし薬も切れちゃってるなんて…
誰にでも流れてるんですよ
VITAX
私でもできるって言ってたよね
おまじないでもないよりゃマシだ
名刺のメアドに相談メール送ってみよう…
ポチ
ポチ

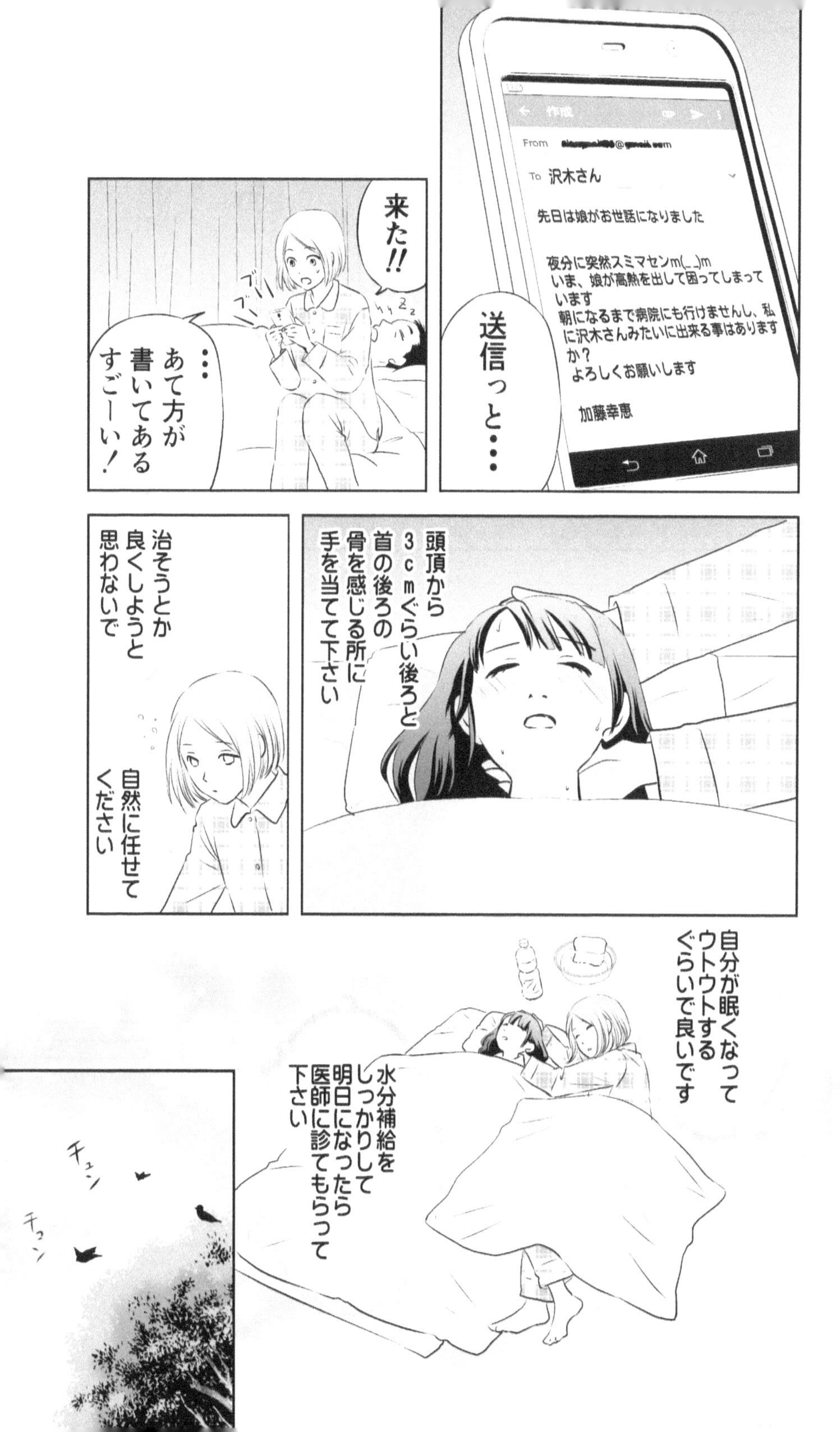
作成
From
To 沢木さん
先日は娘がお世話になりました
夜分に突然スミマセンm(_ _)m
いま、娘が高熱を出して困ってしまっています
朝になるまで病院にも行けませんし、私に沢木さんみたいに出来る事はありますか?
よろしくお願いします
加藤幸恵
送信っと・・・
来た!!
ブブ
・・・あて方が書いてあるすごーい!
頭頂から3cmぐらい後ろと首の後ろの骨を感じる所に手を当てて下さい
治そうとか良くしようと思わないで
自然に任せてください
自分が眠くなってウトウトするぐらいで良いです
水分補給をしっかりして明日になったら医師に診てもらって下さい
チュン
チュン

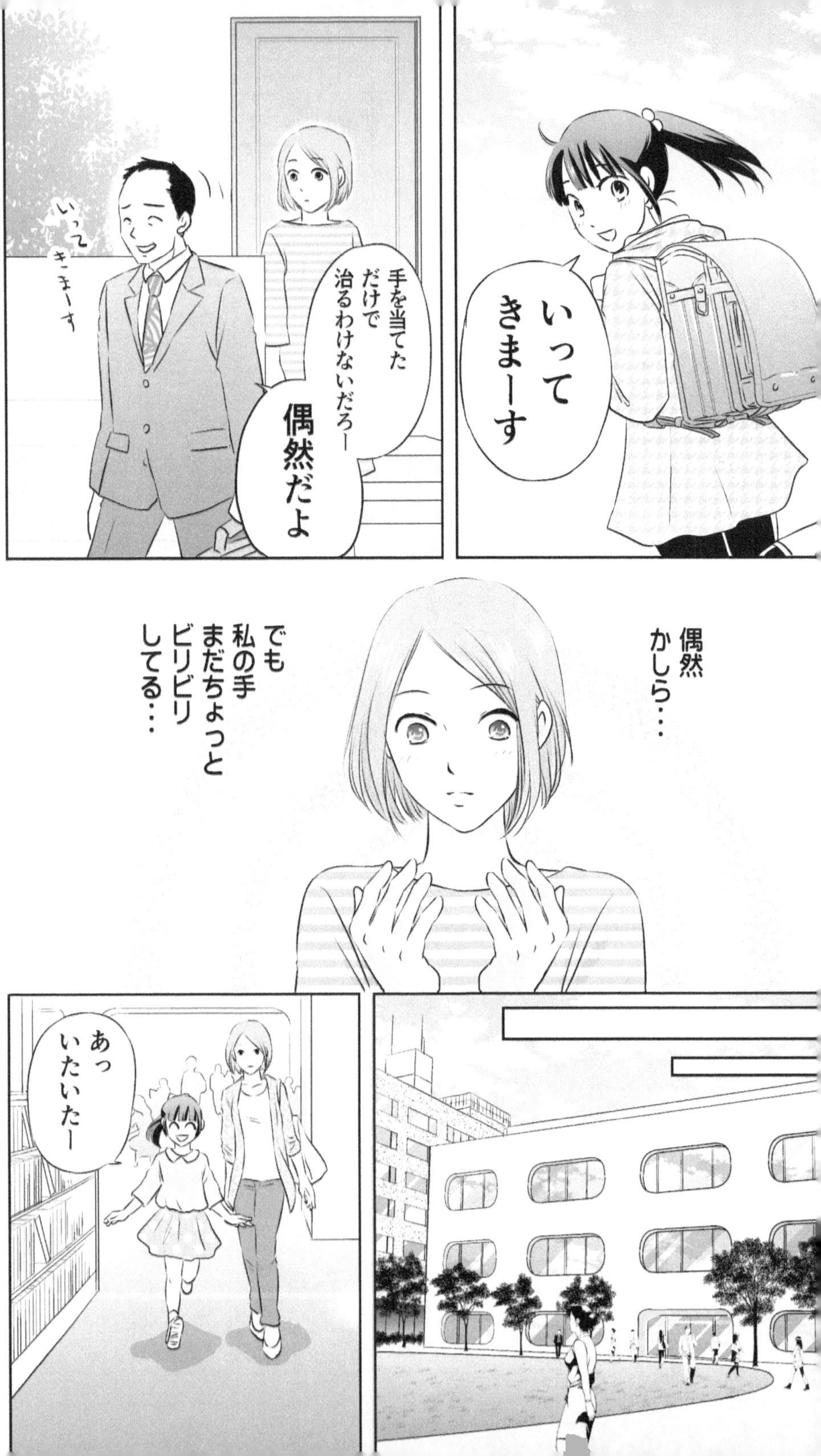
いって
きまーす
手を当てた
だけで
治るわけないだろー
偶然だよ
いって
きまーす
偶然
かしら…
でも
私の手
まだちょっと
ビリビリ
してる…
あっ
いたいたー

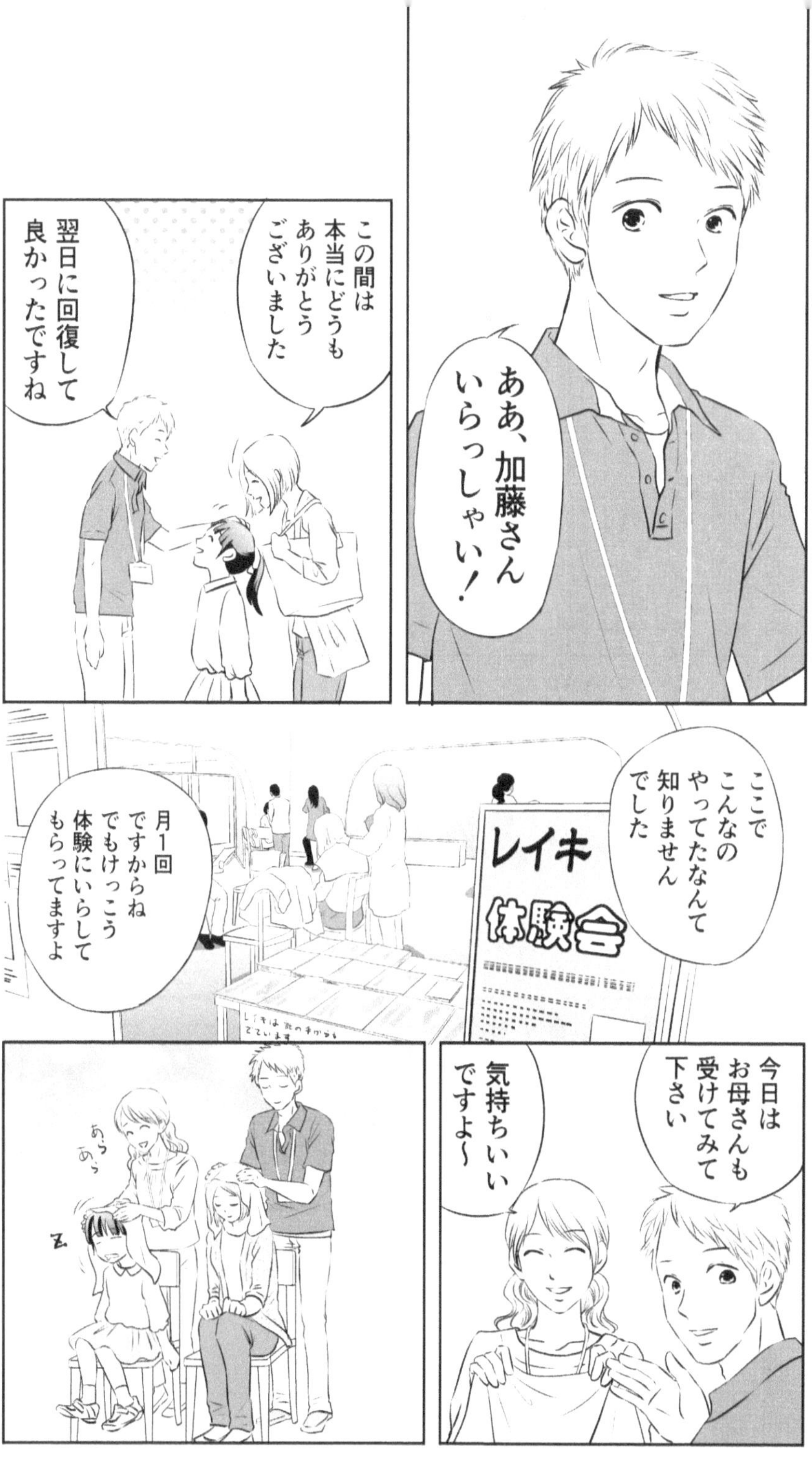
ああ、加藤さん
いらっしゃい！
この間は本当にどうもありがとうございました
翌日に回復して良かったですね
ここでこんなのやってたなんて知りませんでした
レイキ
体験会
月1回ですからねでもけっこう体験にいらしてもらってますよ
今日はお母さんも受けてみて下さい
気持ちいいですよ～
あらあら

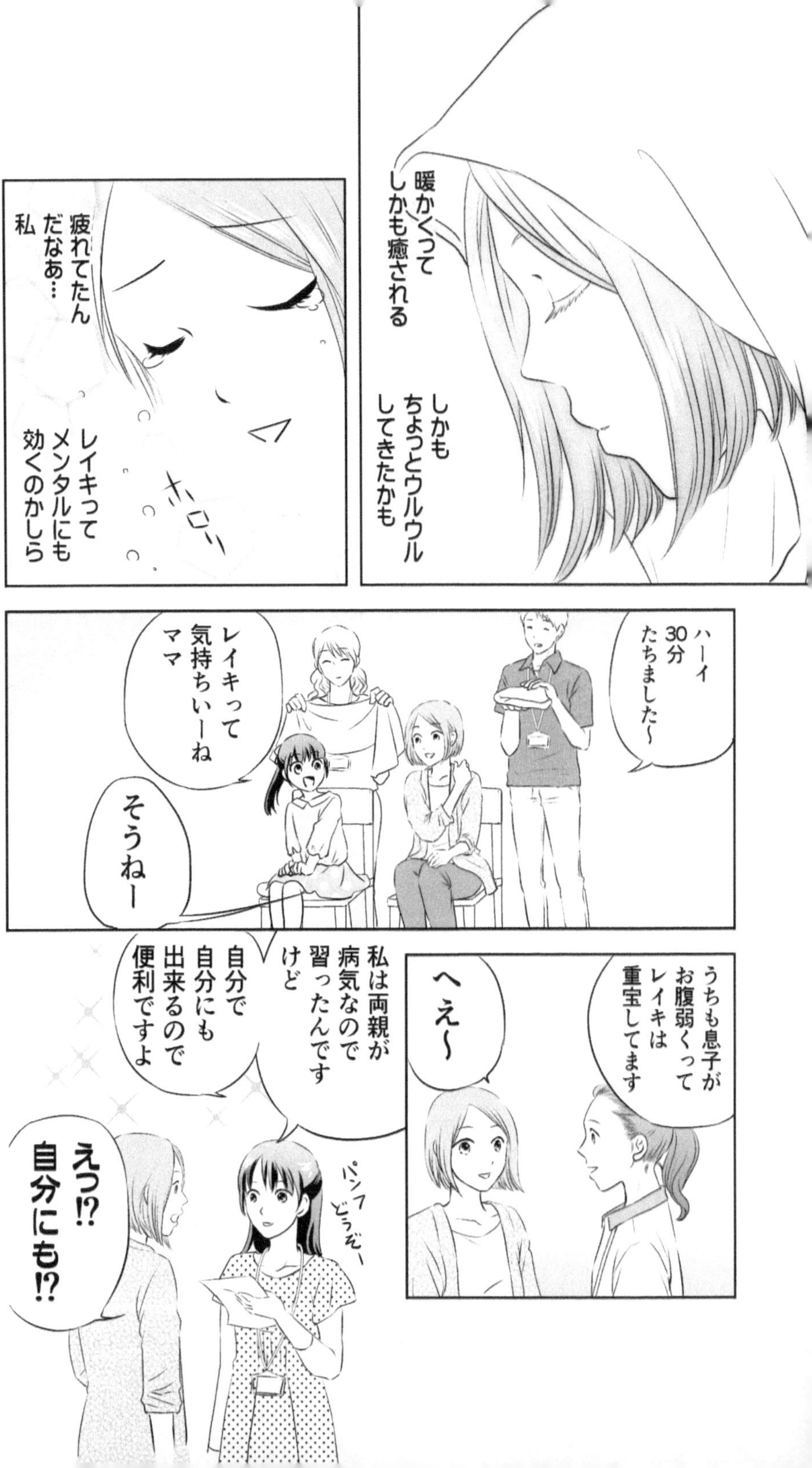

暖かくって
しかも癒される
しかも
ちょっとウルウル
してきたかも
疲れてたんだなあ…
私
レイキって
メンタルにも
効くのかしら
ハーイ
30分
たちました〜
レイキって
気持ちいーね
ママ
そうねー
うちも息子が
お腹弱くって
レイキは
重宝してます
へえ〜
私は両親が
病気なので
習ったんです
けど
自分で
自分にも
出来るので
便利ですよ
パンフどうぞー
えっ!?
自分にも!?

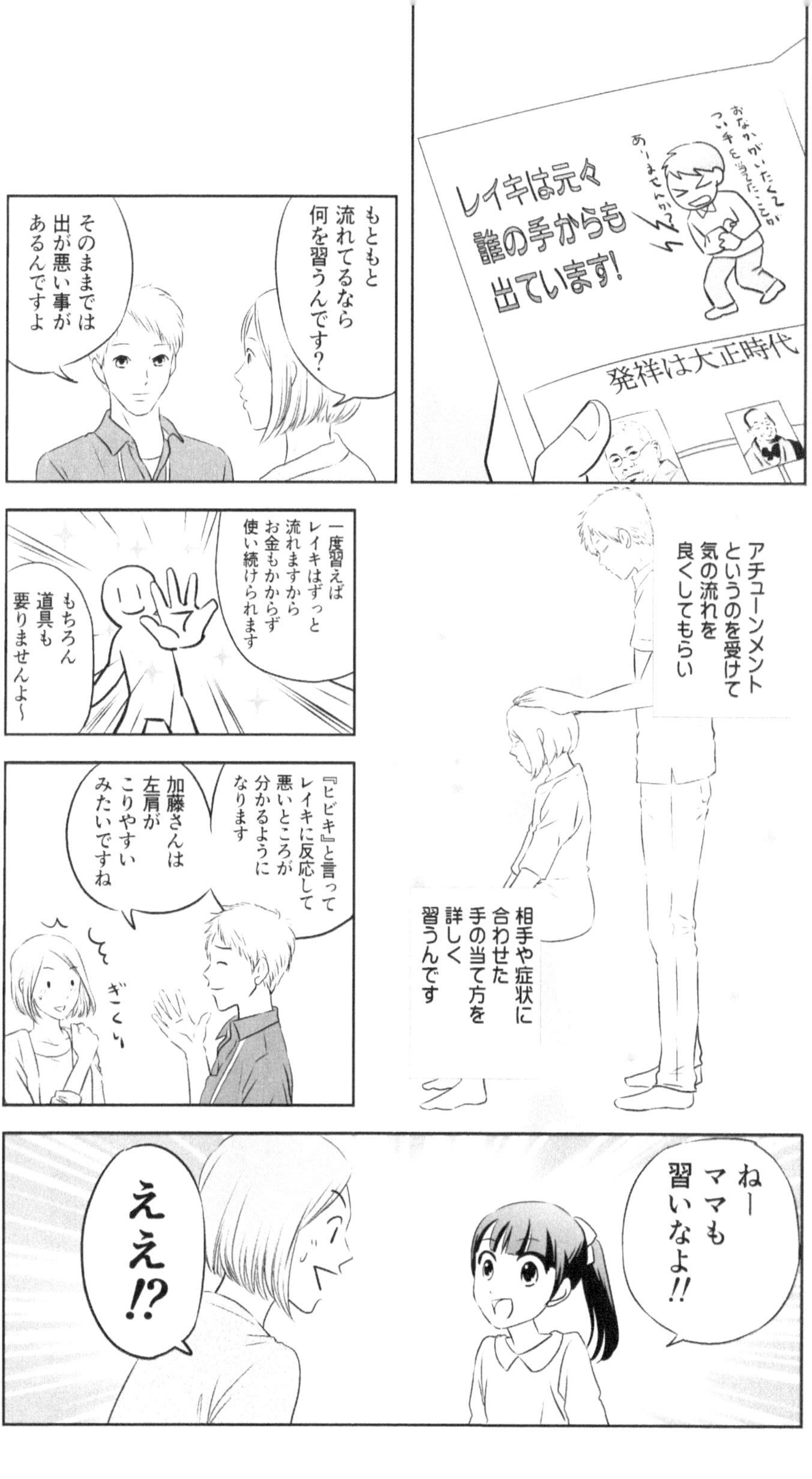
おなかがいたくて
つい手を当てたことが
あーりませんか?
レイキは元々
誰の手からも
出ています!
発祥は大正時代
もともと
流れてるなら
何を習うんです?
そのままでは
出が悪い事が
あるんですよ
アチューンメント
というのを受けて
気の流れを
良くしてもらい
一度習えば
レイキはずっと
流れますから
お金もかからず
使い続けられます
もちろん
道具も
要りませんよ～
相手や症状に
合わせた
手の当て方を
詳しく
習うんです
『ヒビキ』と言って
レイキに反応して
悪いところが
分かるように
なります
加藤さんは
左肩が
こりやすい
みたいですね
ぎくぃ
ねー
ママも
習いなよ!!
ええ!?

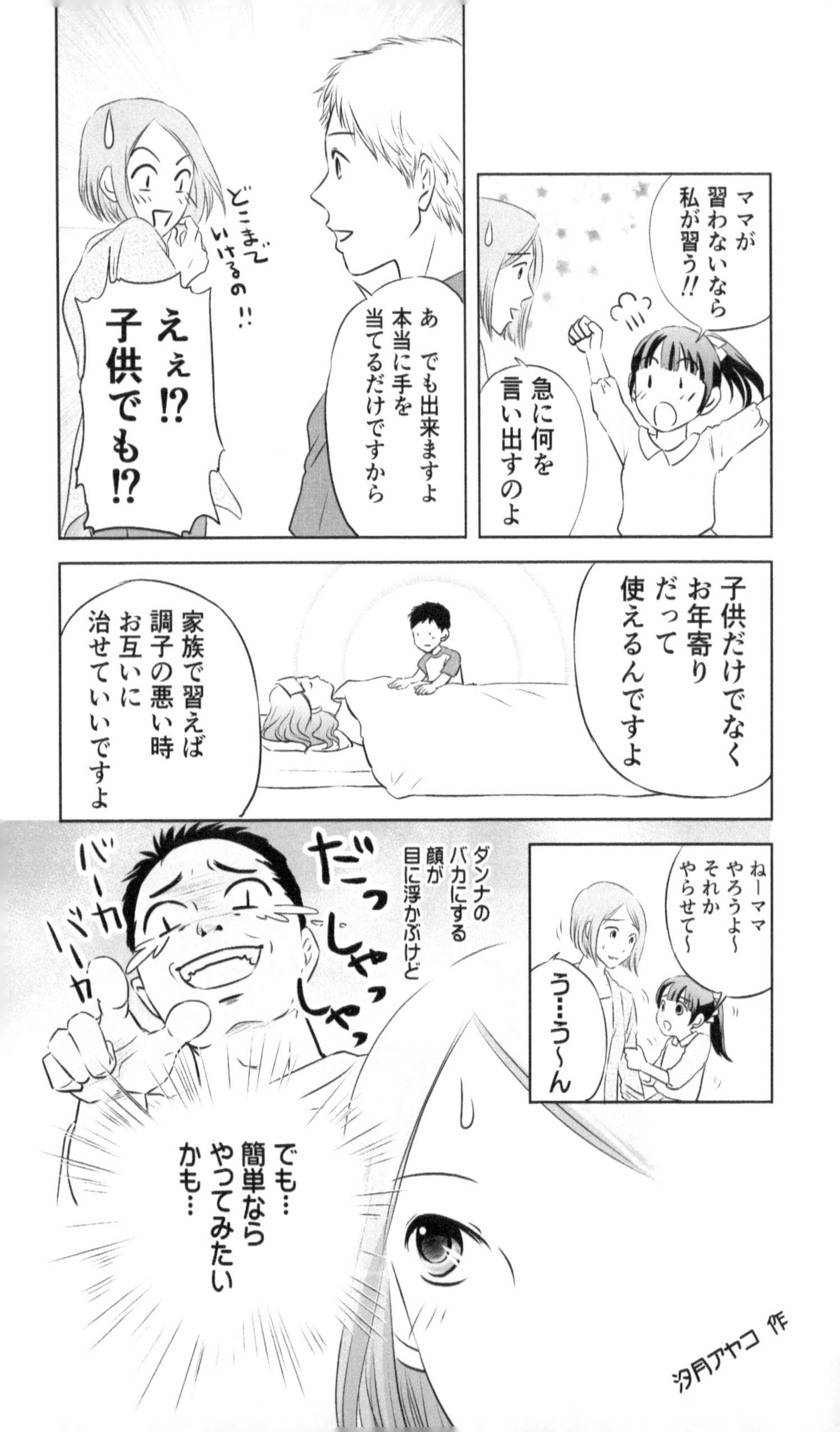
ママが習わないなら私が習う!!
急に何を言い出すのよ
あ　でも出来ますよ本当に手を当てるだけですから
ええ!?子供でも!?
どこまでいけるの!!
子供だけでなくお年寄りだって使えるんですよ
家族で習えば調子の悪い時お互いに治せていいですよ
ねーママやろうよ～それかやらせて～
う…う～ん
ダンナのバカにする顔が目に浮かぶけど
だっしゃっしゃっ
バーカバーカ
でも…簡単ならやってみたいかも…
汐月アヤコ 作

特別なものではない

レイキは人・動物・昆虫・植物など全ての生き物に共通して流れている自然なエネルギー。

誰でも多かれ少なかれレイキが出ています。

皆さんの生まれつきの生理的な機能です。

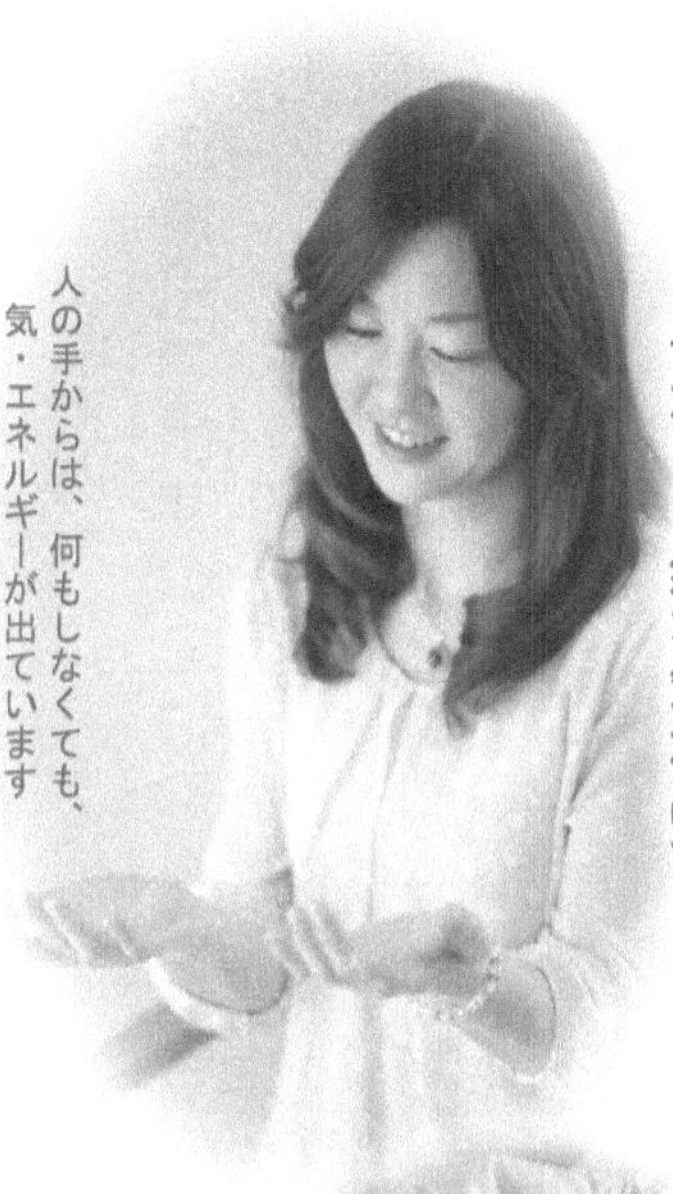

手から自然な気が出てる

人の手からは、何もしなくても、気・エネルギーが出ています

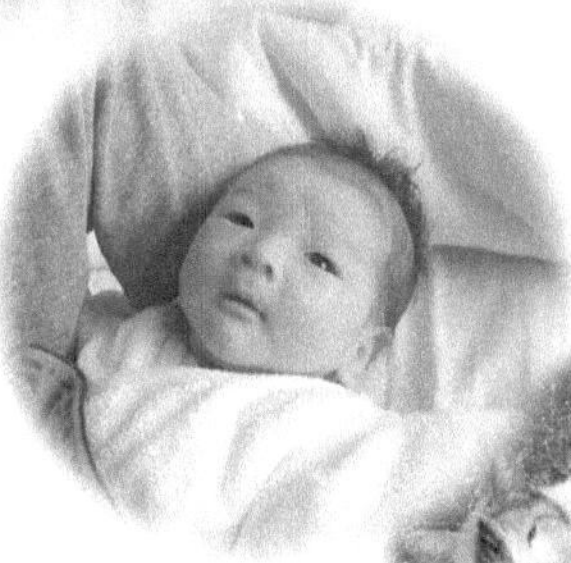

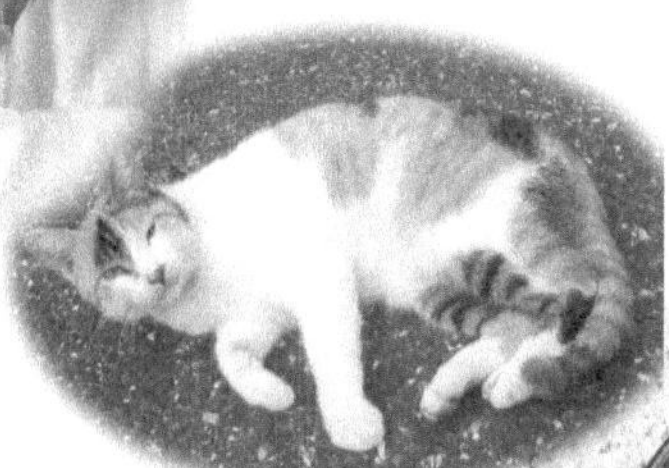

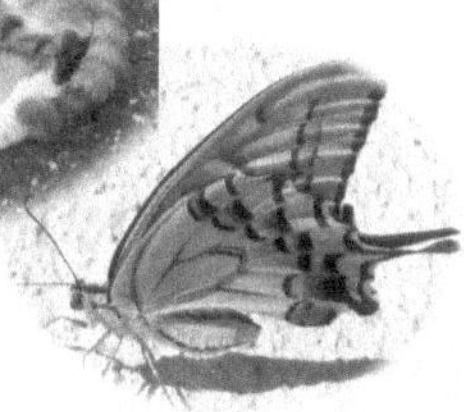

使い方は超簡単。
リラックスして手を当てれば、自然にレイキが流れ出ていきます。特別な訓練や修行は必要ありません。

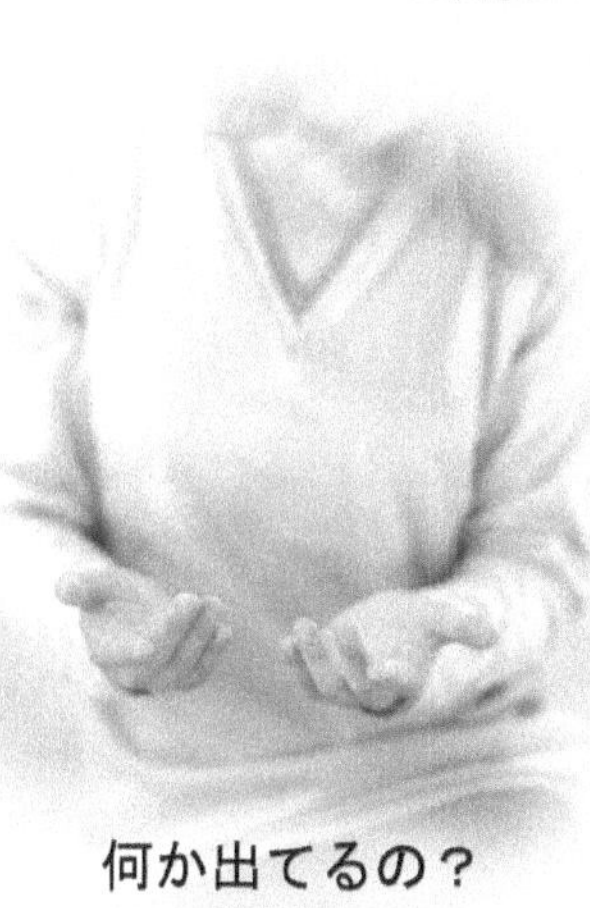

何か出てるの？

レイキは無意識に出る

自分の意思で出すのではなく、リラックスしていると自然に出ます。安心した時に流れやすいのです。

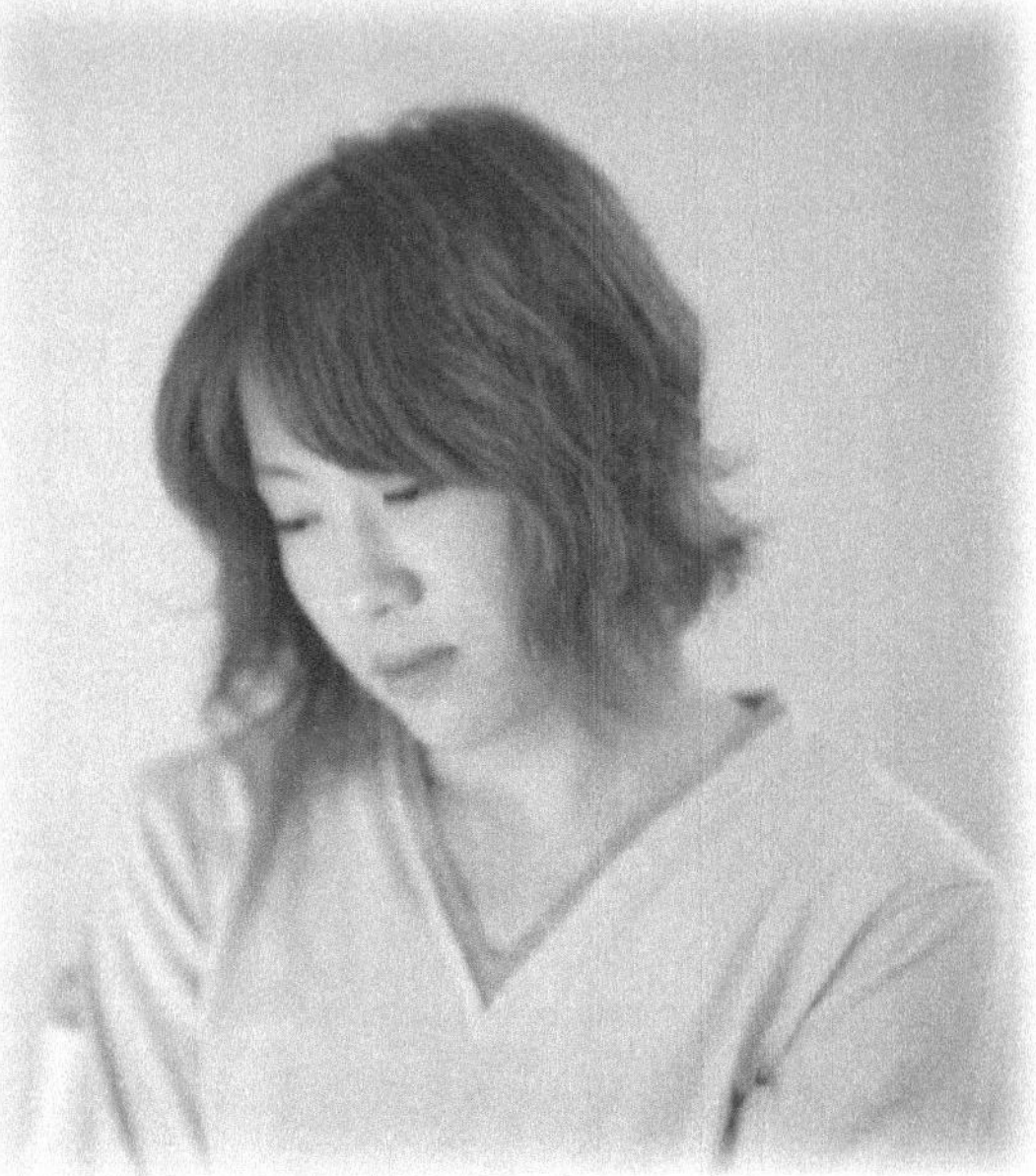

無意識で出るので、レイキには意図がありません。その作用は全て受け手に任されています。意図を持って出そうとして出す気功や他のヒーリングとは根本的に違います。

自分でも出来るんだ、スゴイ！

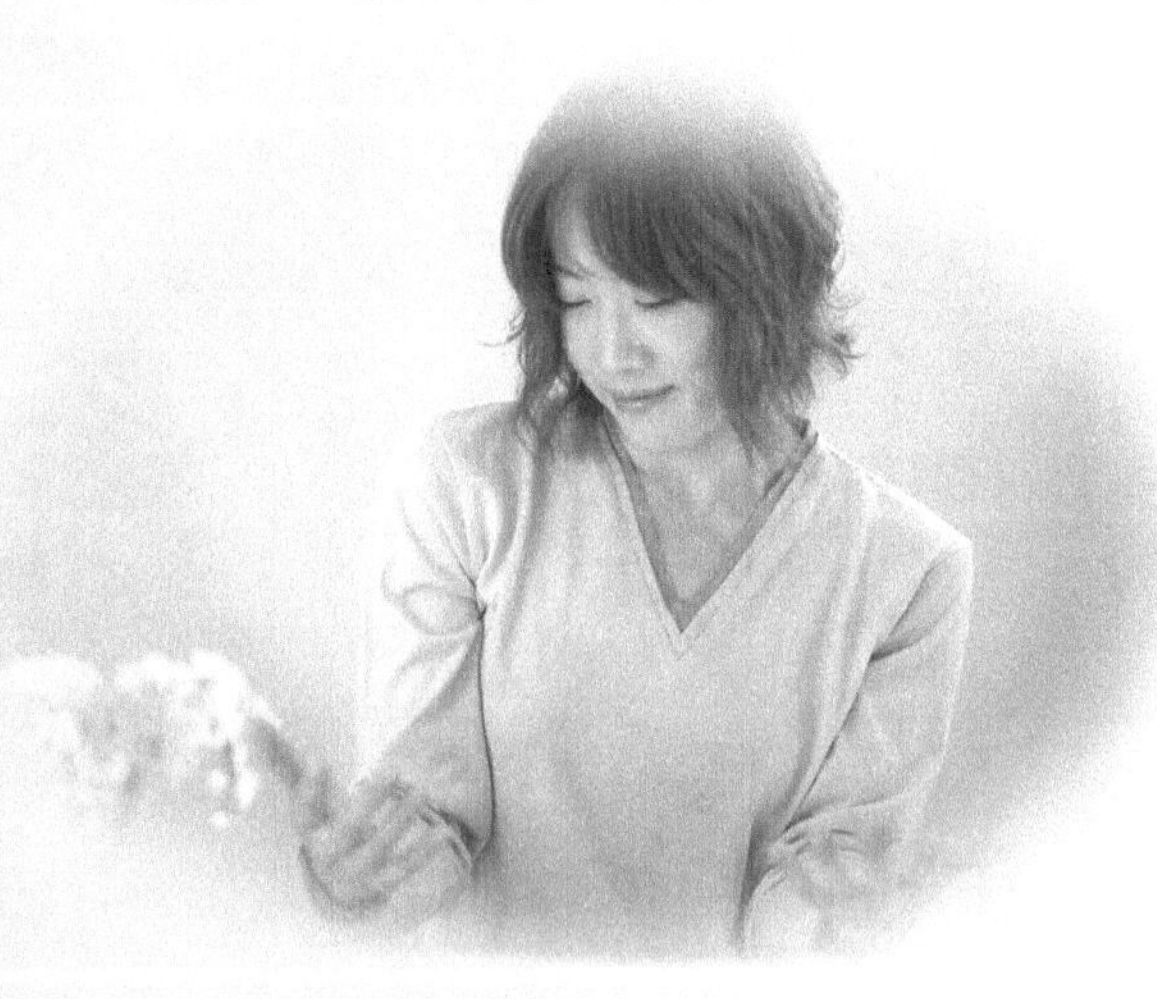

リラックスして優しく当てるだけ

悪い箇所にリラックスして手を当てればレイキが流れます。身体の悪い箇所はレイキ（生命エネルギー）が不足しているので、そこに手を当てると自然に流れます。

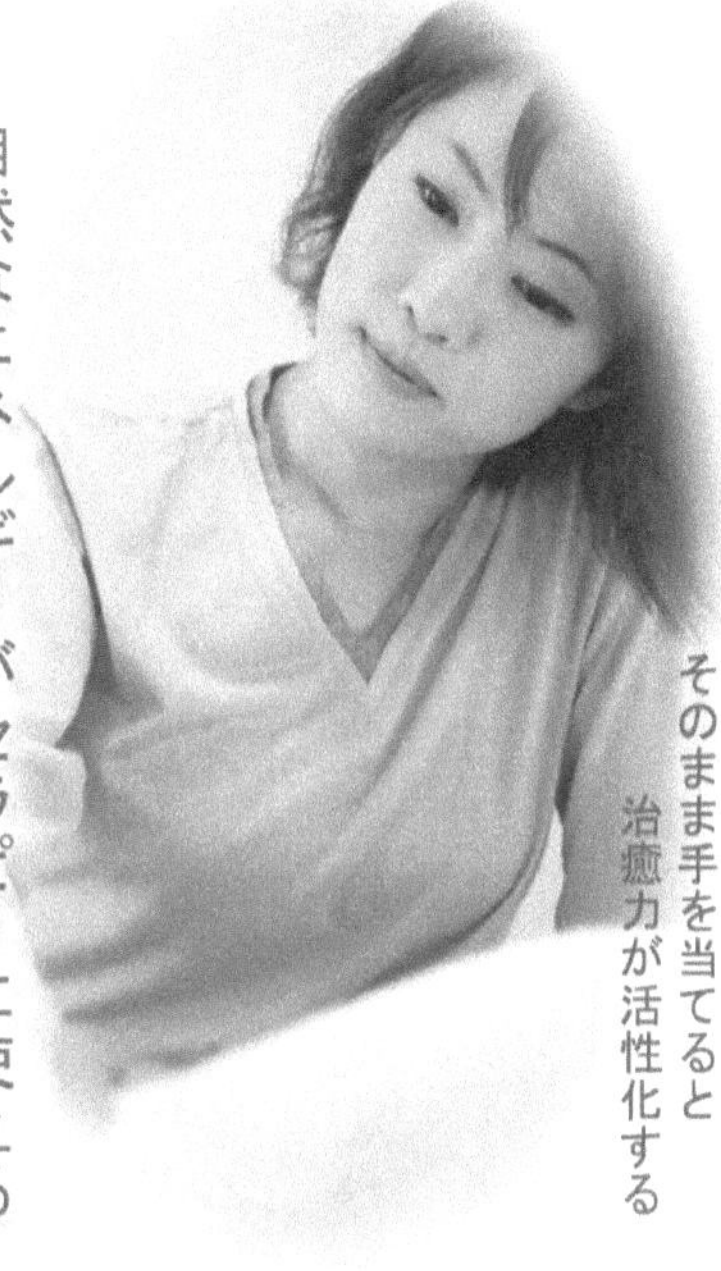

そのまま手を当てると治癒力が活性化する

自然なエネルギーがセラピーに使える

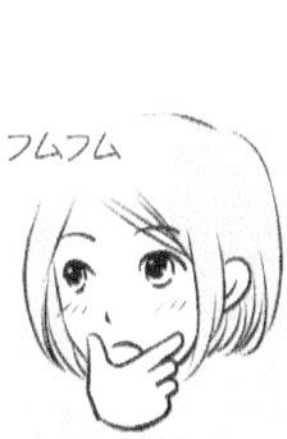

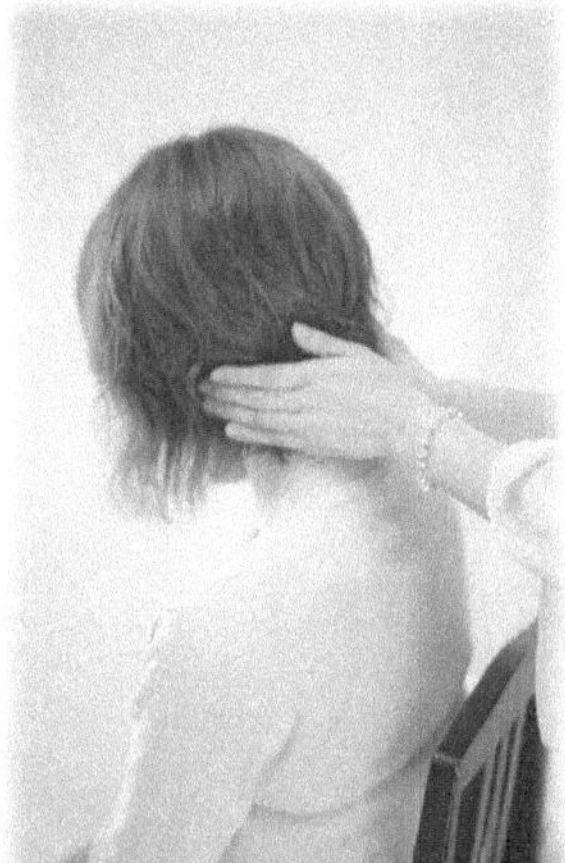

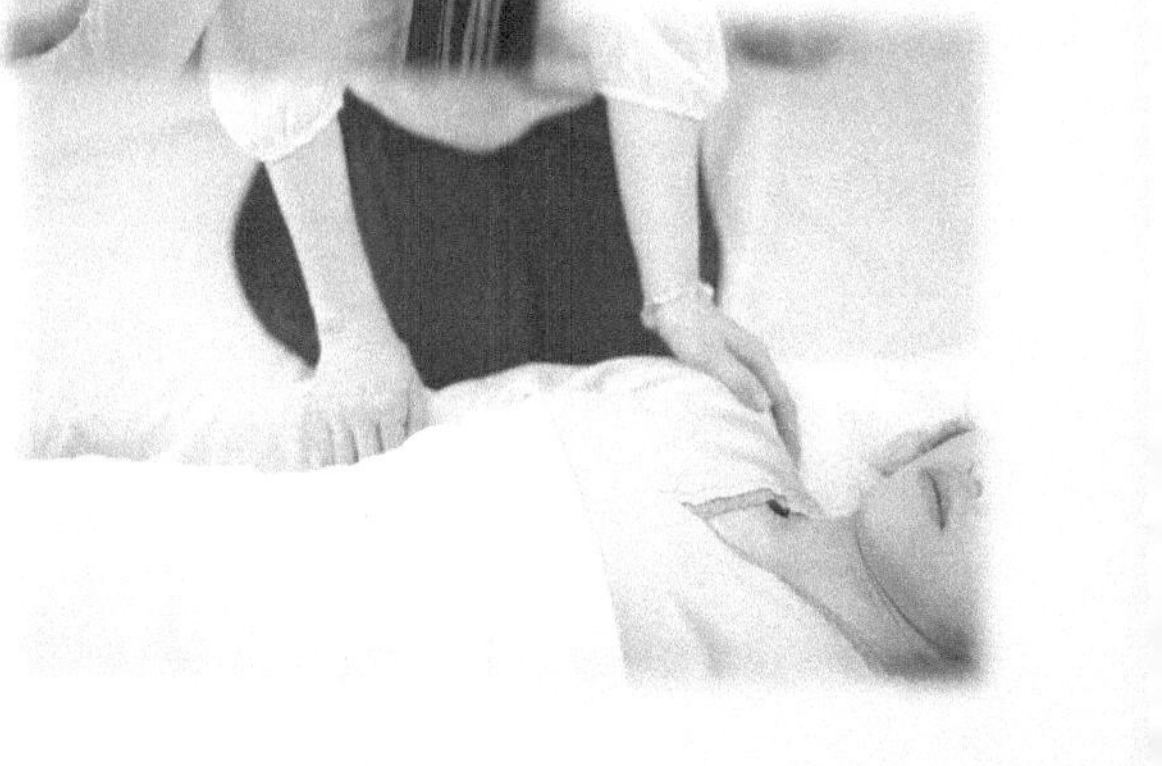

レイキは普段流れているものを増やすだけ。受け手の意思とは無関係に、信じてなくても、意識がなくても流れます。

普段のものを増やすだけ

自己治癒力が活性化される

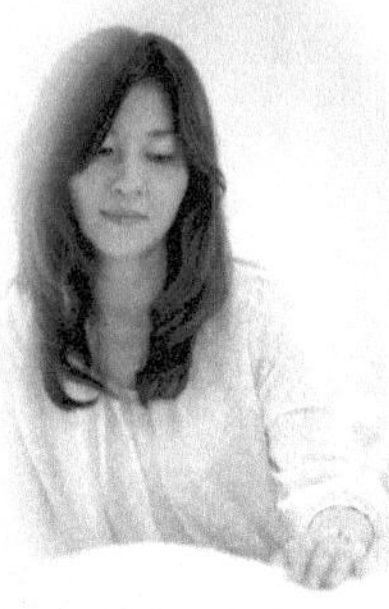

コリ、痛み、内臓、ケガなど不調箇所に当てると、レイキが自然に流れ、その細胞・組織が治癒活動を始めます。全ての病気に適用できます。

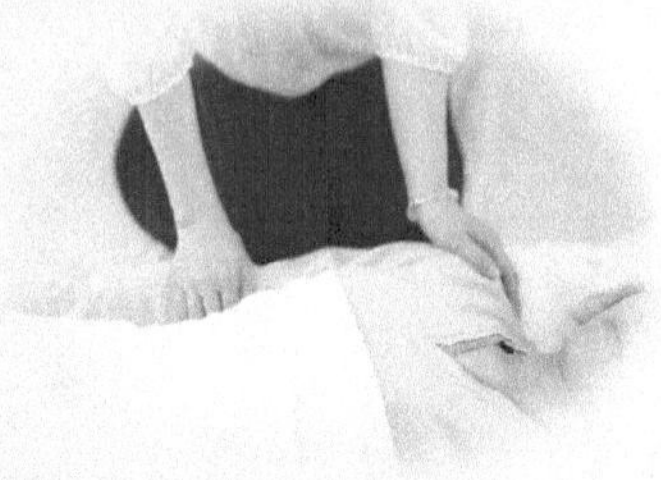

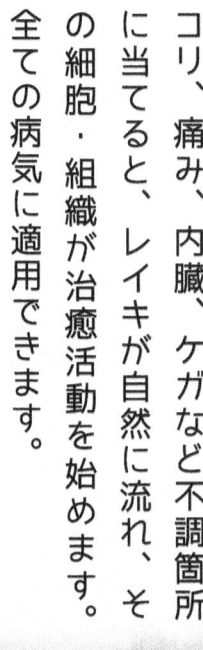

手を当てると治癒力が働き出す

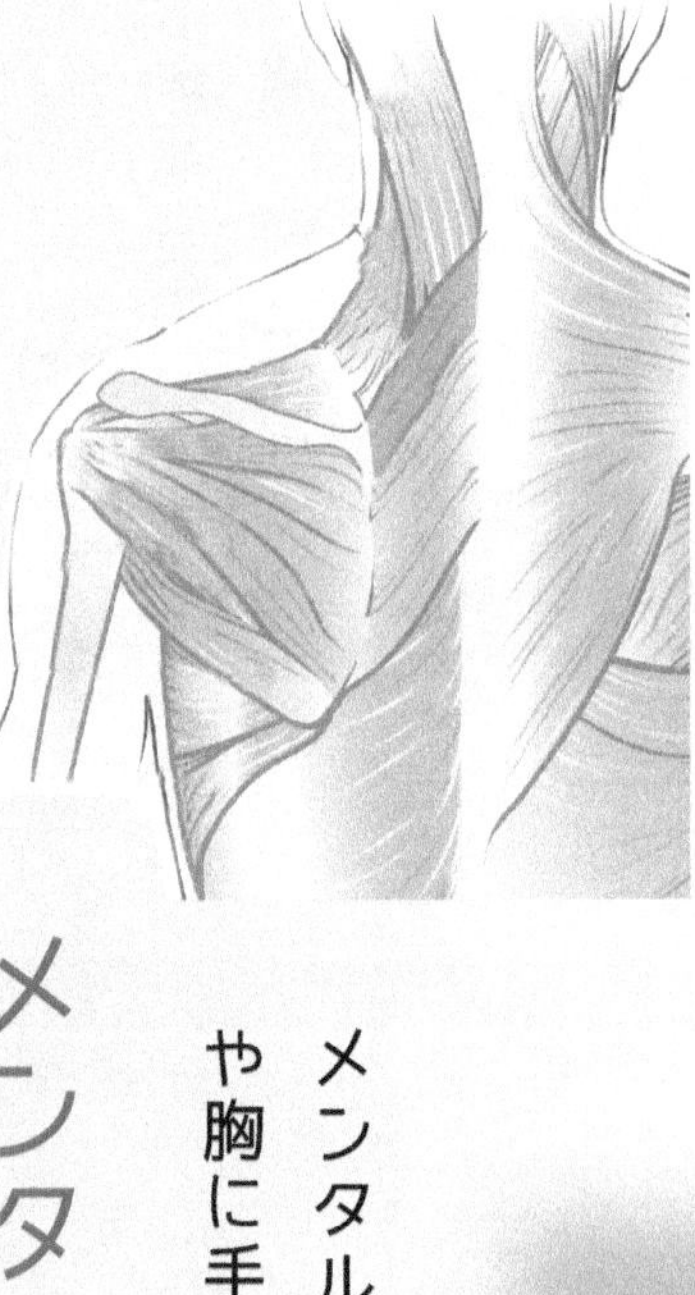

メンタルな問題にも

メンタルな問題や心身症には、頭や胸に手を当ててケアができます。

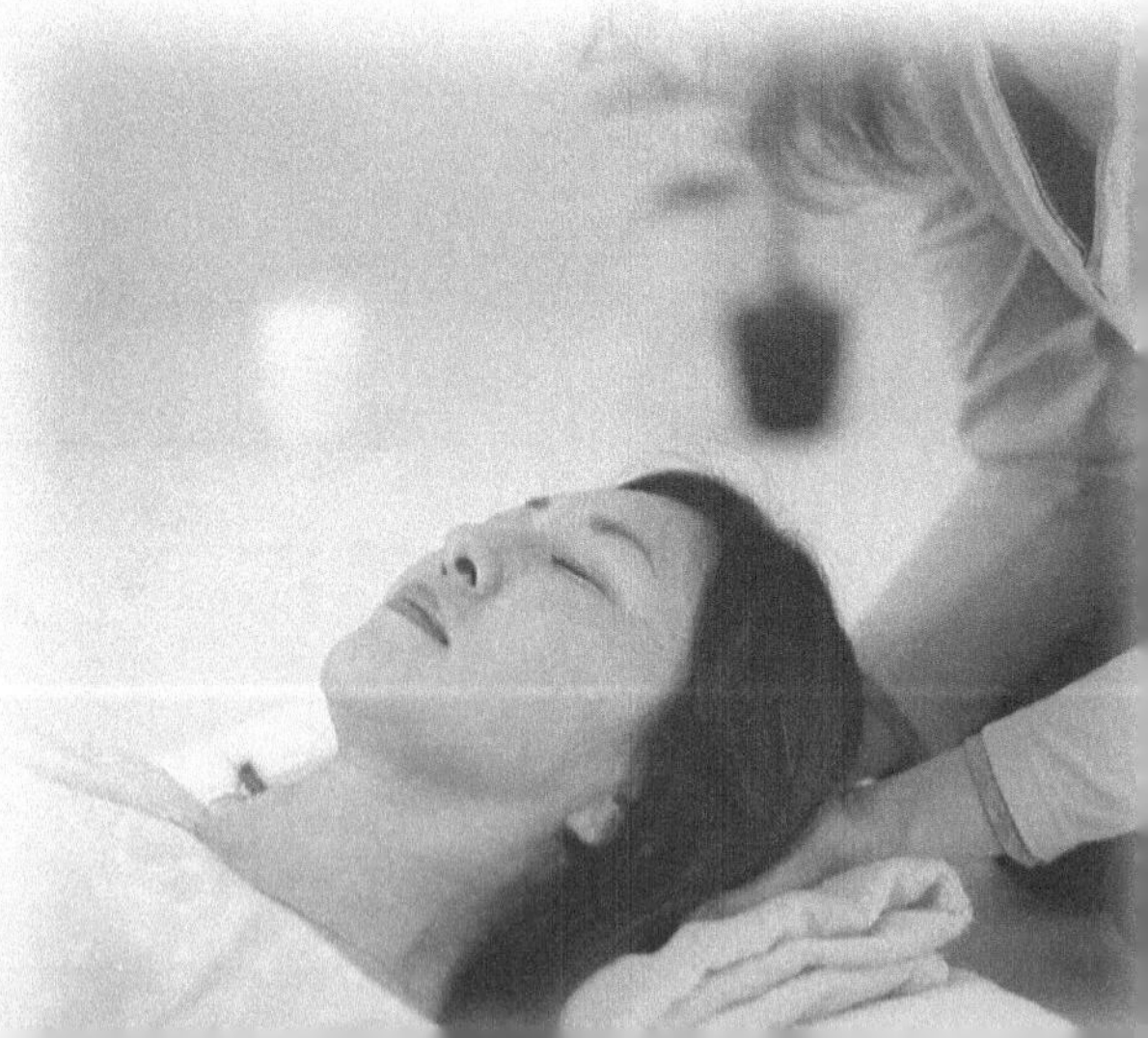

上手に使えば医者いらずに！

悪い箇所が分かる

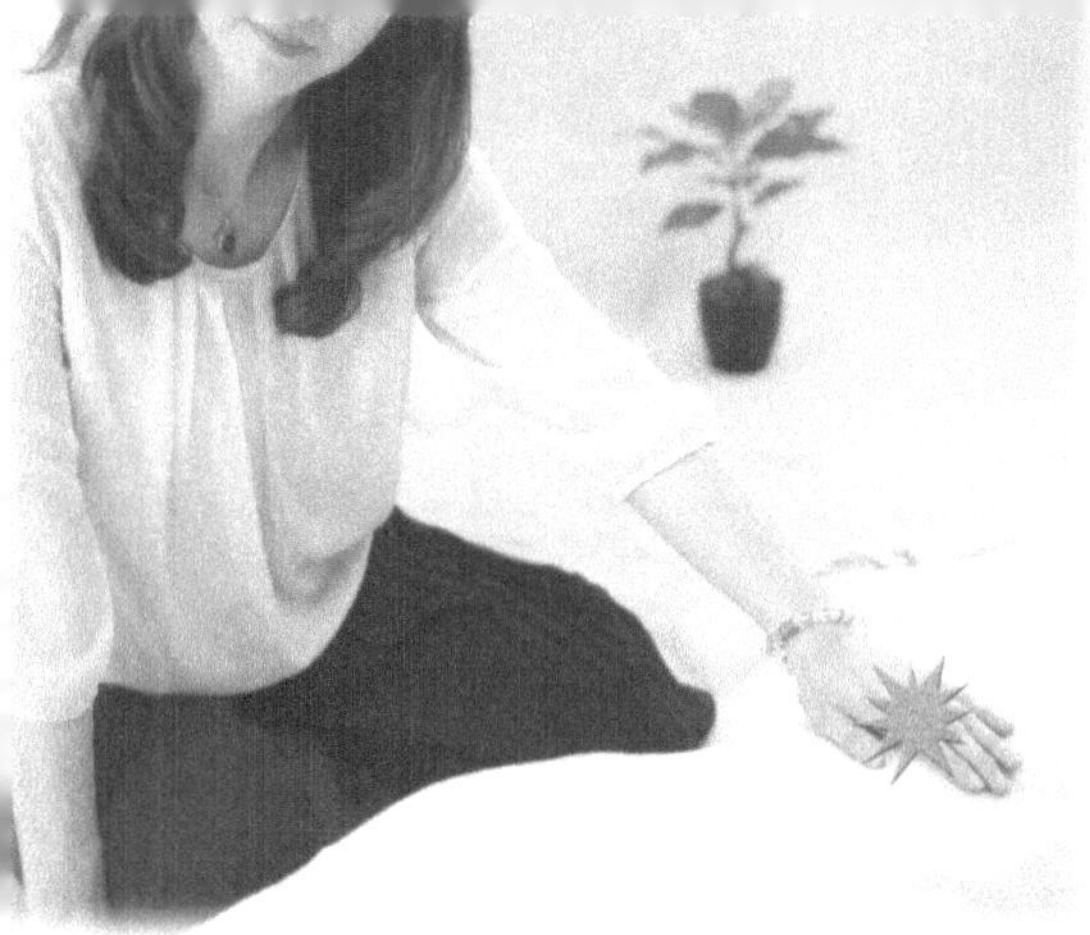

悪い箇所に手を当ててレイキをすると、熱感・ピリピリ・ジンジン・痛みなどの「ヒビキ」が手に感じられ、訴えがなくても問題を見つけることができます。

このヒビキは未病の段階から出るので、未病箇所を見つけ、レイキでケアして病気の予防が簡単にできます。

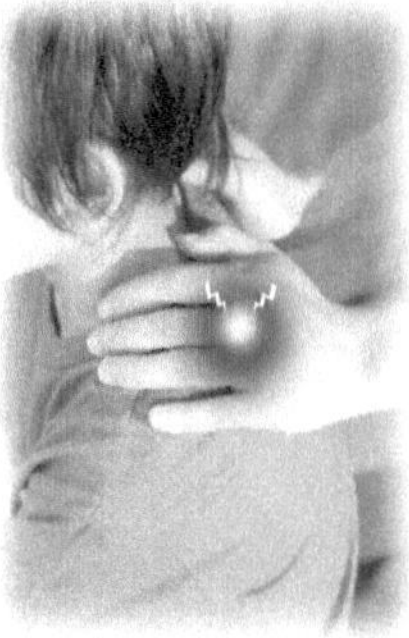

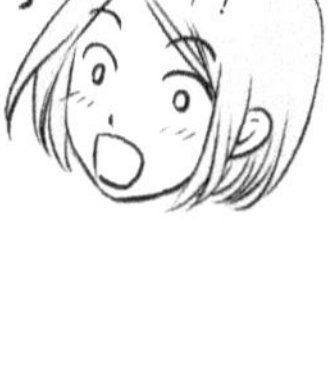

使う費用もゼロ

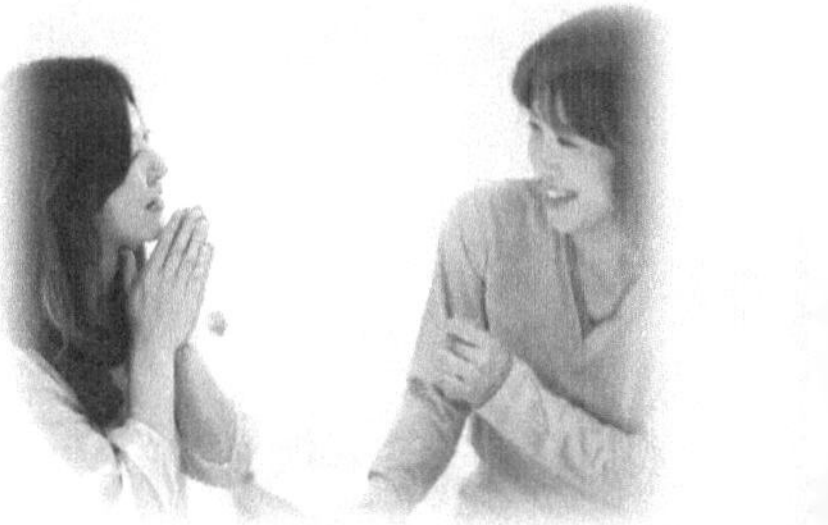

誰でも出来るようになる

レイキは誰もが生まれつき持っている生理的な機能。子供や高齢者でも使えるようになります。

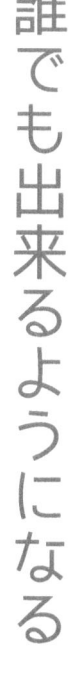

自分で練習出来る！

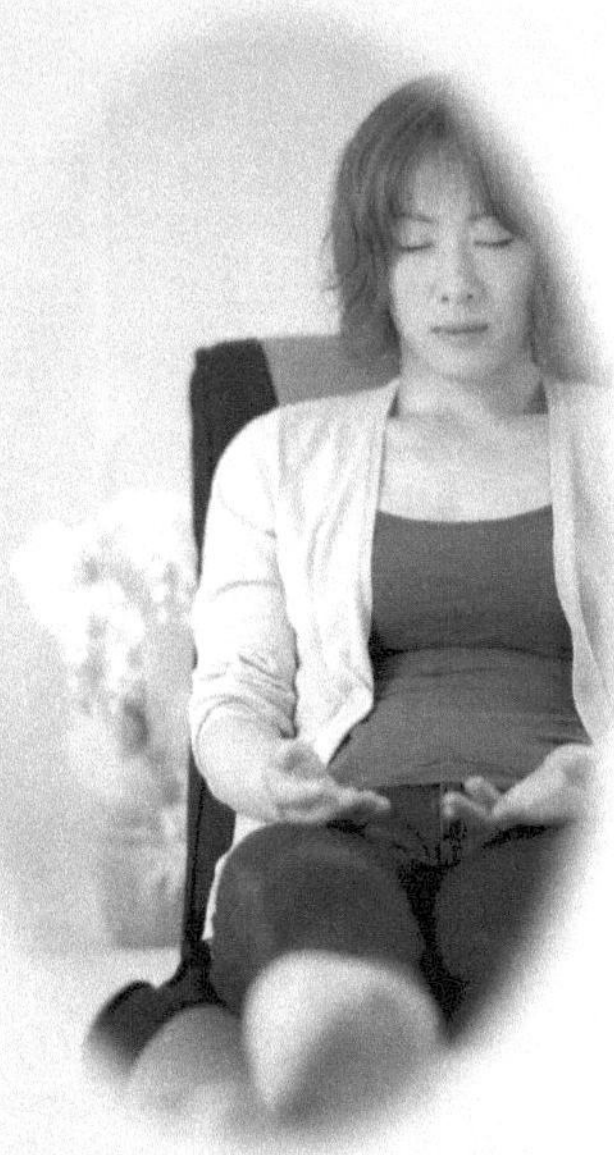
まずは落ち着く

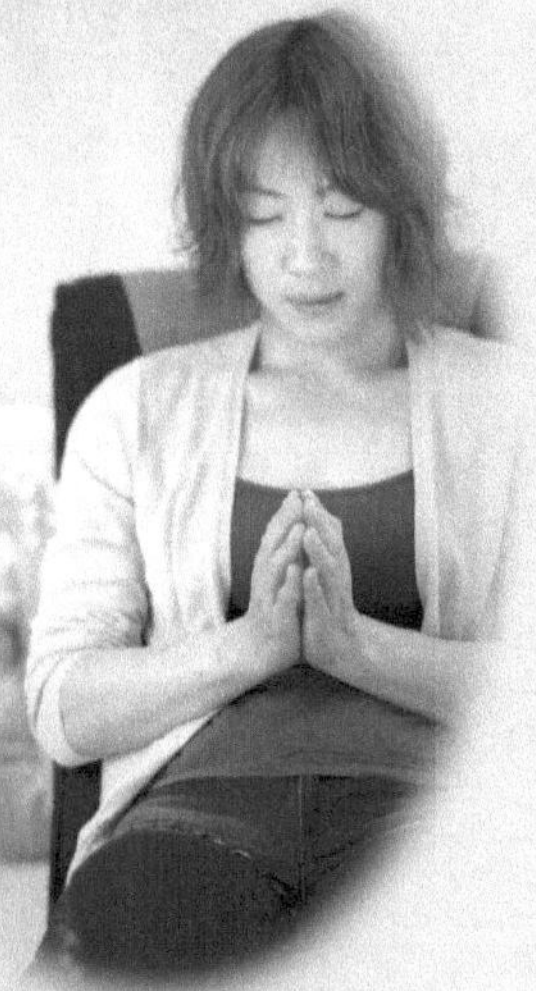
合掌をする

レイキが効果的に使えるには二つの方法があります。
一つは良く出ている人に、沢山のレイキを流してもらい、身体の気の滞りを改善する方法で、「アチューメント」と呼んでいます。講習でアチューメントを受ければ、その場で確実に使えるようになります。
もう一つは「発霊法」といって、自力で気の流れを良くする方法で、朝夕一週間ぐらい実行すると、レイキが出やすくなります。発霊法は、次の2つのステップで行います。
①浄心呼吸：まず、単純に落ち着いた気持ちになります。自分を変えようとか、頑張ろうとか、そういう目的意識をなくします。（30秒〜1分）
②合掌：左右の手を合わせます。宗教的な意味ではなく、片手から出ているレイキで、反対の手を刺激して、気の流れを良くします。（10分以上）
体勢はイス、ソファー、座って足を伸ばす、正座、あぐら、寝っ転がってもできます。以下詳しい説明です◀

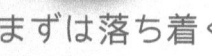

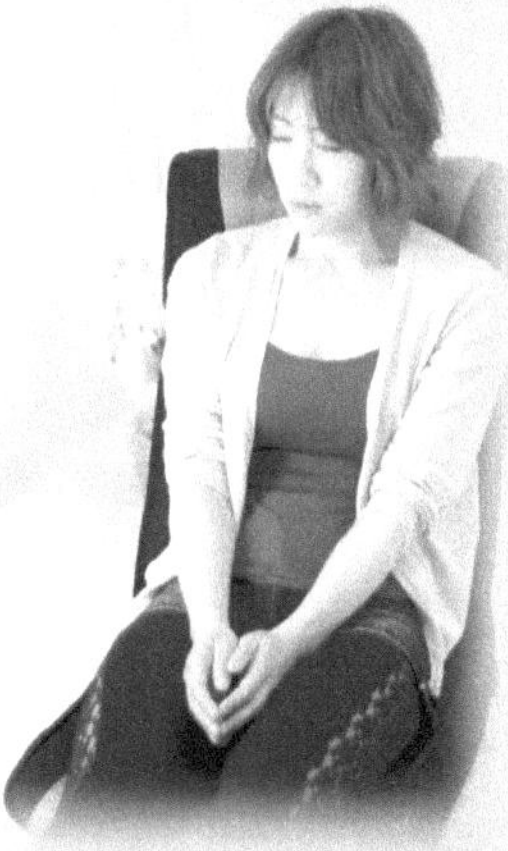

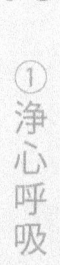

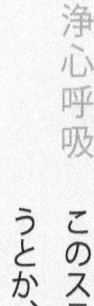

無目的になる

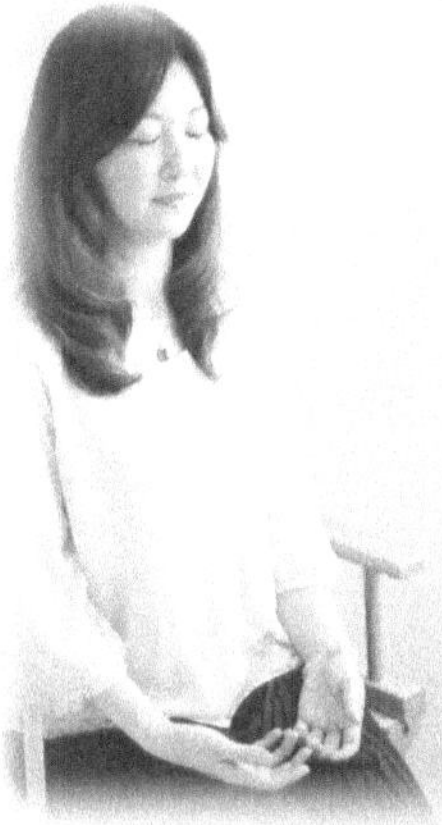

歯を噛みしめない

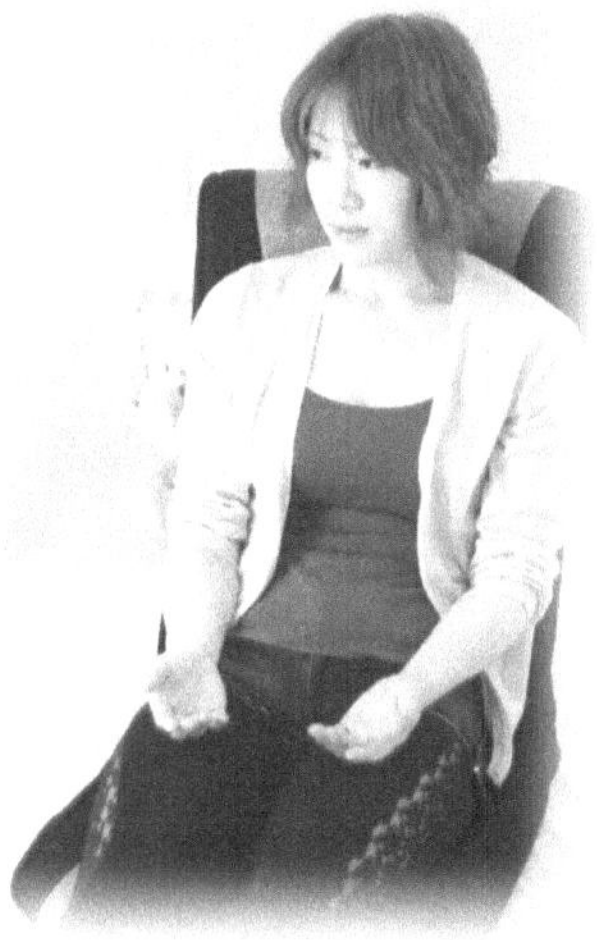

お気楽になる

①浄心呼吸

このステップは、単純ですが大切です。頑張ろうとか、自分を変えようとか、そういう気持ちをなくして、無目的になります。

肩や腕から力を抜き、リラックスします。顔からも力を抜きます。歯をかみしめてはいけません。口は少し開きぎみでも良いです。

時間的には個人差がありますが、数十秒～1分ぐらいでしょうか。ザワザワしたのが落ち着いて、呼吸が穏やかになったら完了です。

このステップをとばして、いきなり合掌すると、力が入ったり、頑張る気持ちになったりすることがあります。

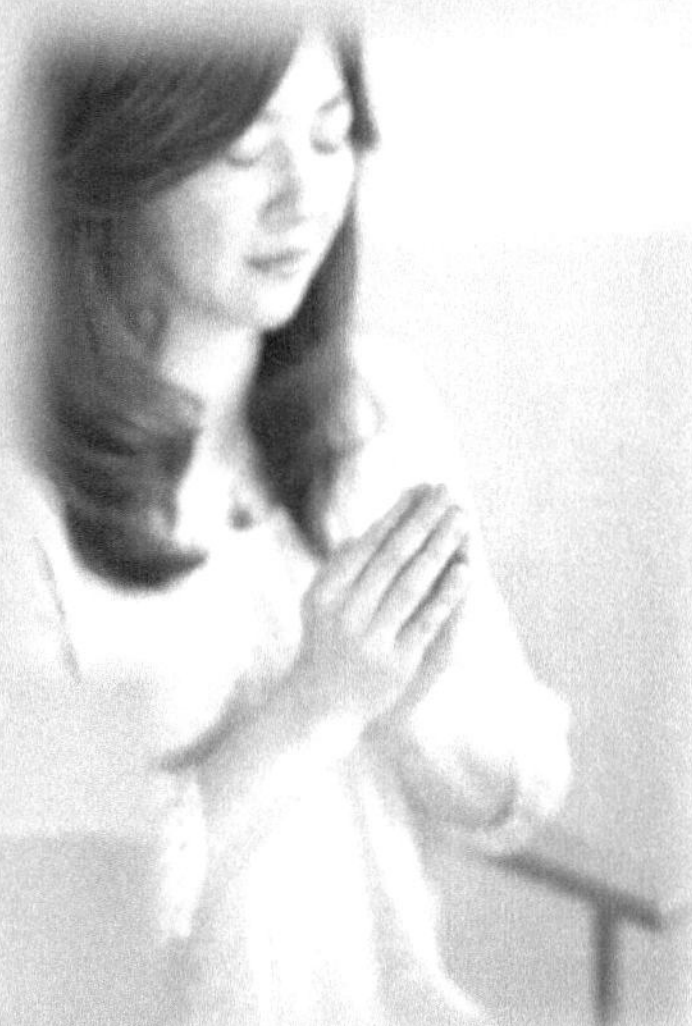

雑念は気にしない♪

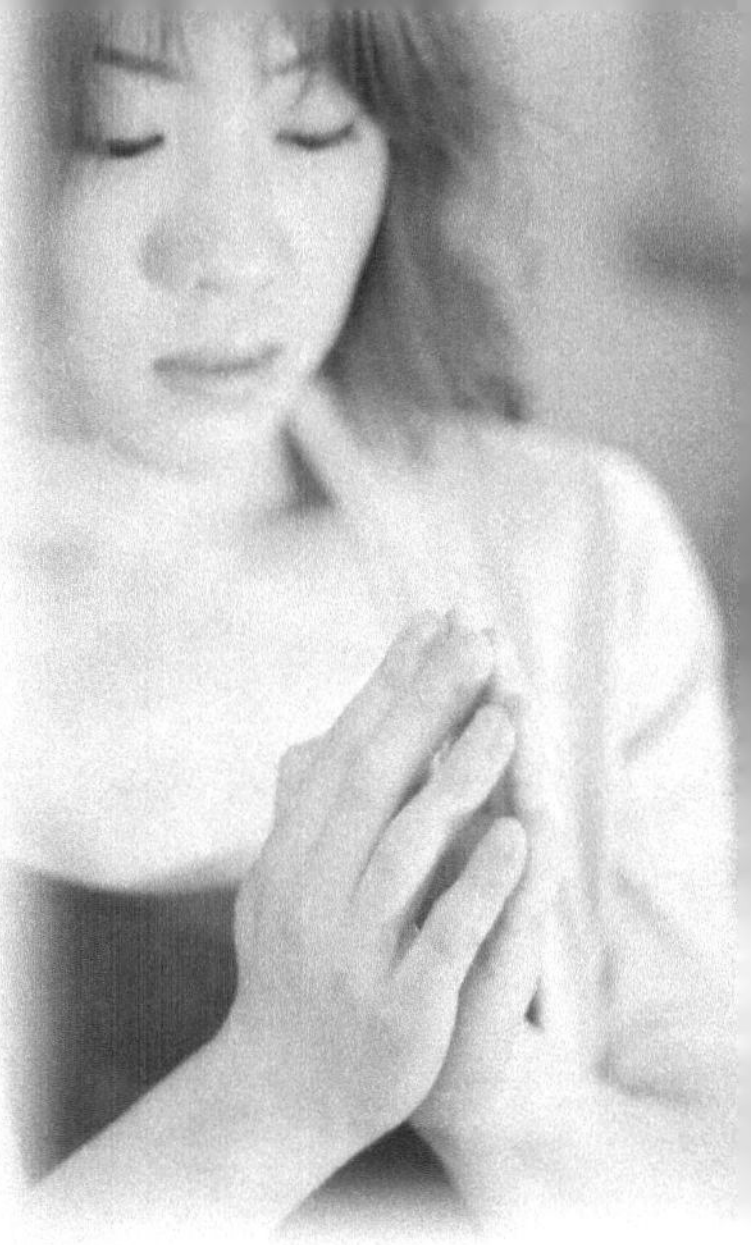

指に力を入れずに
フンワ～リと

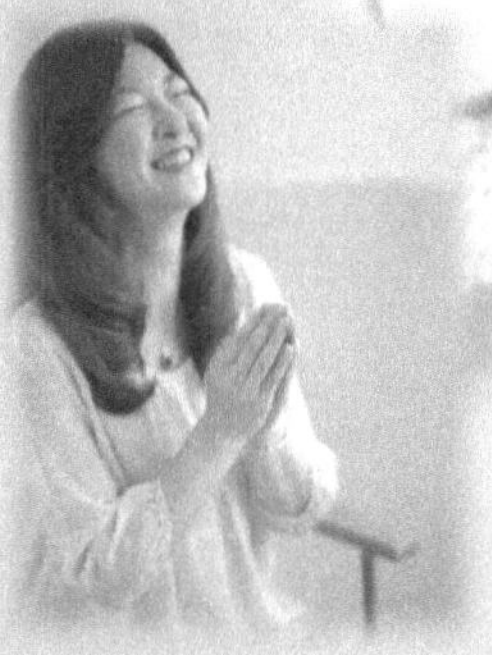

肩や腕も
力を抜く

頑張らないで
お気楽に♪

②合掌

合掌すると、片手からのレイキが反対の手に作用して、活性化され、よりレイキが出やすくなります。ただリラックスして合掌しているだけで、レイキが出やすくなります。（宗教的な意味はありません）

手の平や指から力を抜いて、ふんわりと合わせるのがコツです（虚心合掌）。腕や肩からも力を完全に抜きます。

10分以上を目安にやります。雑念が出てきても、妄想を始めてしまっても気にしない！慣れてきて、20分、30分と出来ると非常にいい練習になります。気持ち的に頑張ろうとしないで、お気楽にやるのがコツです。

ちょっと試してみよう

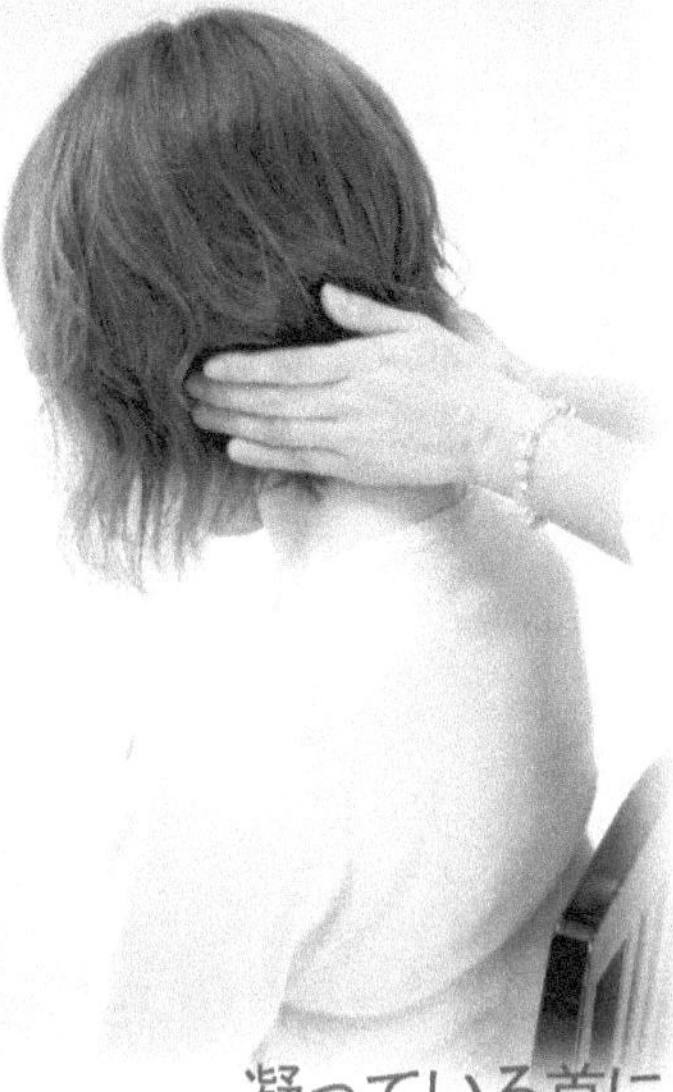

凝っている首に

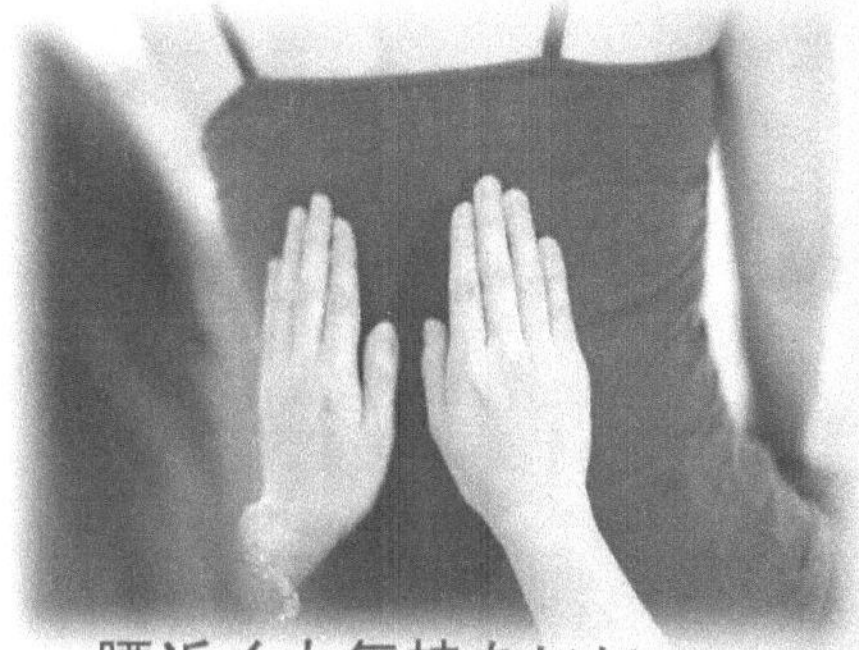

腰近くも気持ちいい

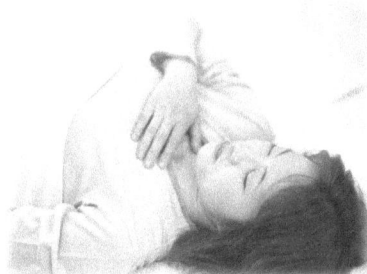

自分にも当ててみよう

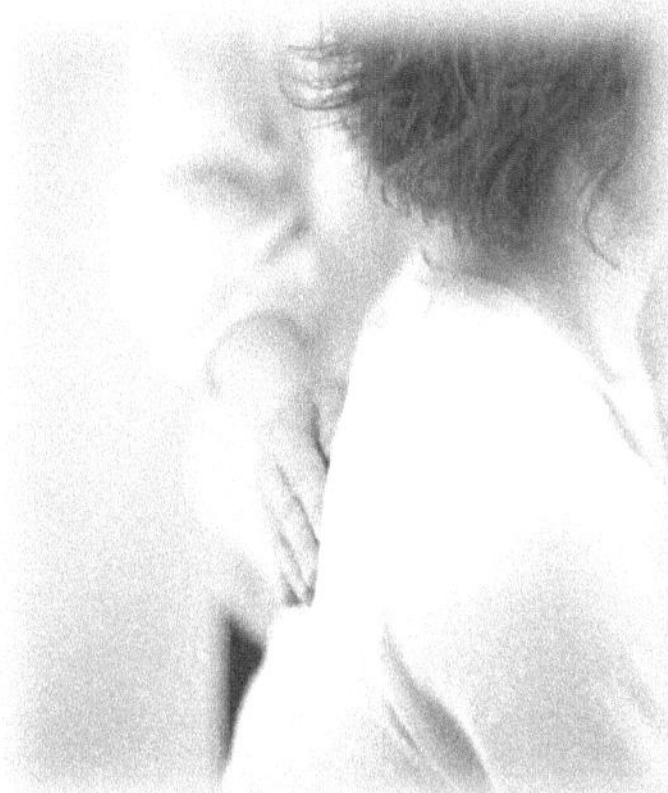

凝っている背中

練習は続きますが、ちょっと試してみましょう。家族や友人でも良いですし、自分の胸やお腹でも良いです。

力まずに、出そうとしないで、ただリラックスして、軽く手を当てるだけ。体勢は無理がないように工夫しましょう。どんな格好でも良いです！５分ぐらい当ててみて下さい。ちょっとボーッとなれて、手を当てた箇所が少し暖かく感じれれば、それで成功です。

このお試しを毎回の発霊法のあとにすると、徐々に流れがよくなって、出るレイキが増えていきます。

力を抜いてボーッとなる

リラックスして自然体になった時に、無意識で出るのがレイキ。手を当てたら、まず身体の力を抜いて、ボーッとなってみてください。

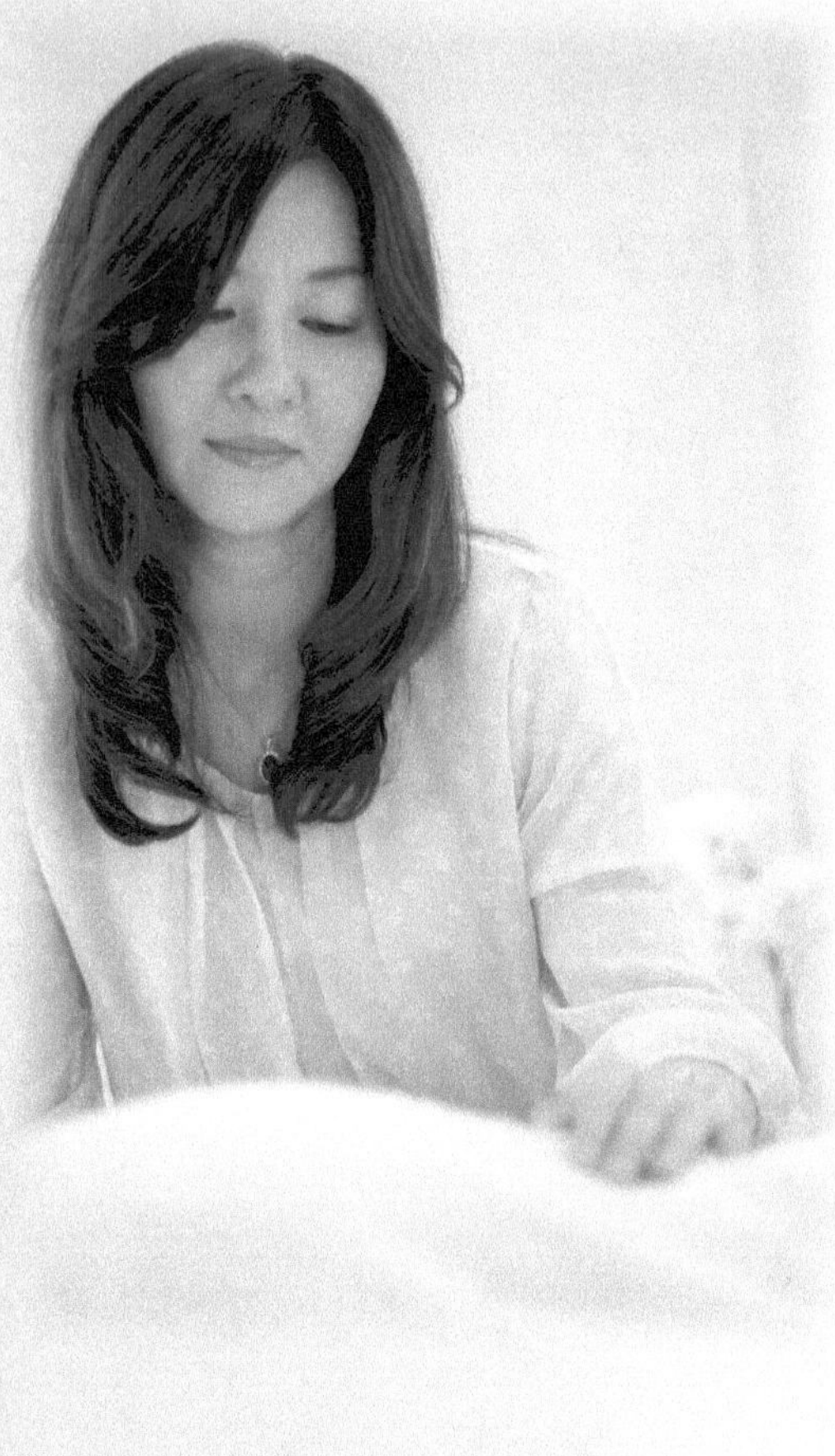

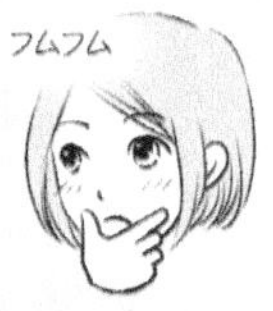

雑念は構わない

無心になる？ イエイエ、その必要はありません！ 雑念が出てくるのが普通だから気にしない。相手の存在を感じてあげるようにすれば大丈夫。

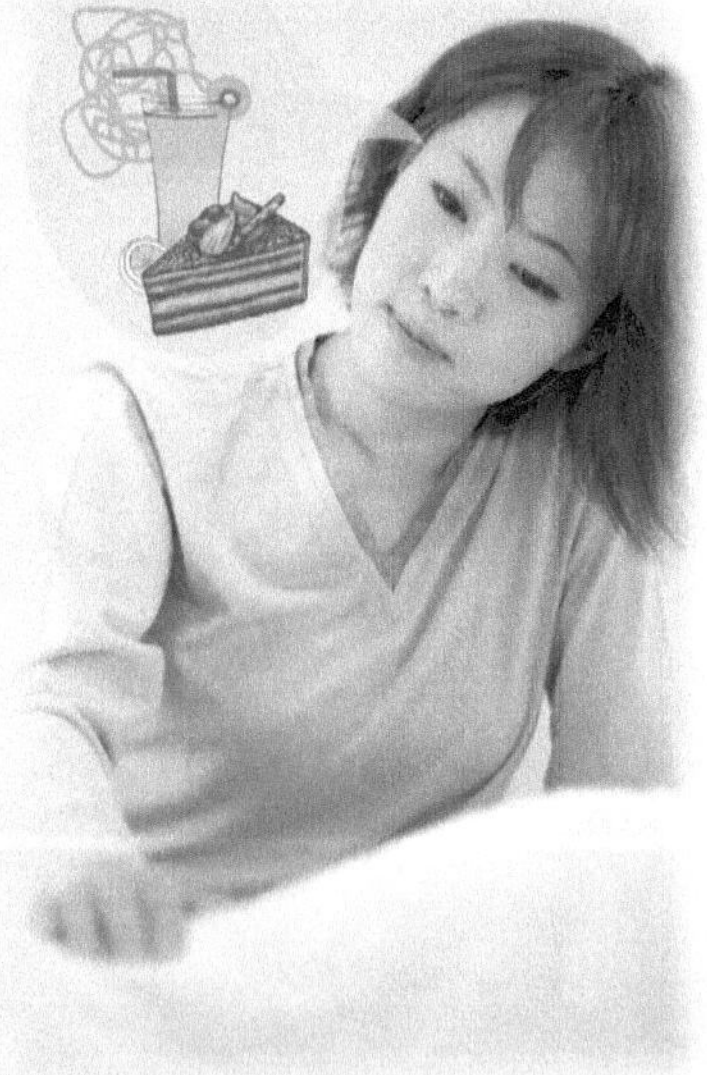

治そうとしない

治そうと頑張ったり、力むと自分個人の気を送ってしまいます。思い切り疲れますし、効果も出ません。

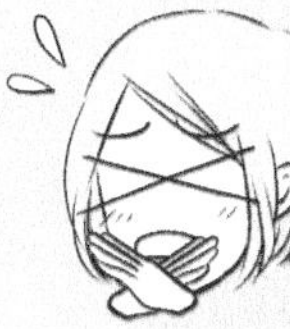

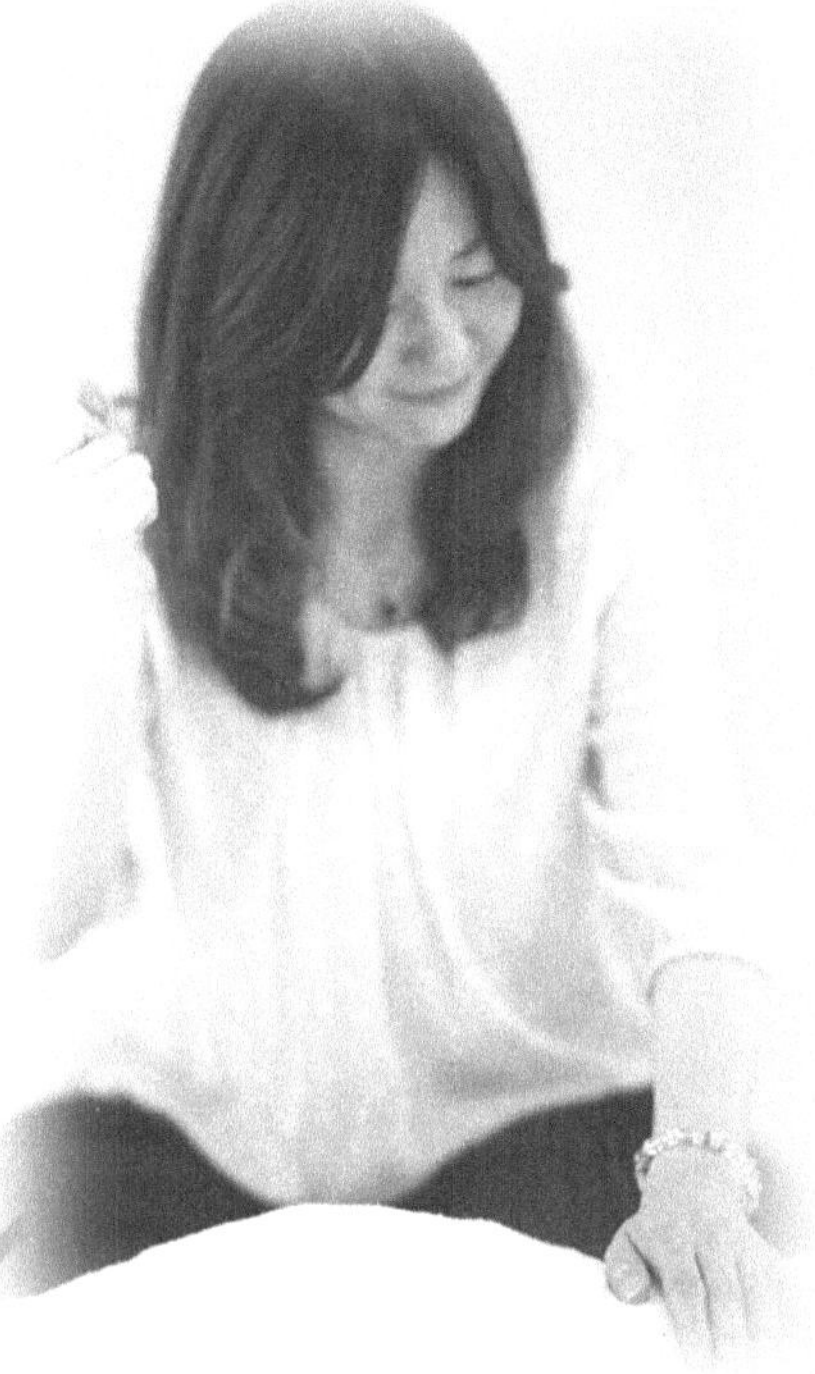

治そうとしてはいけない

頑張らない

緊張するとレイキの出が悪くなる。

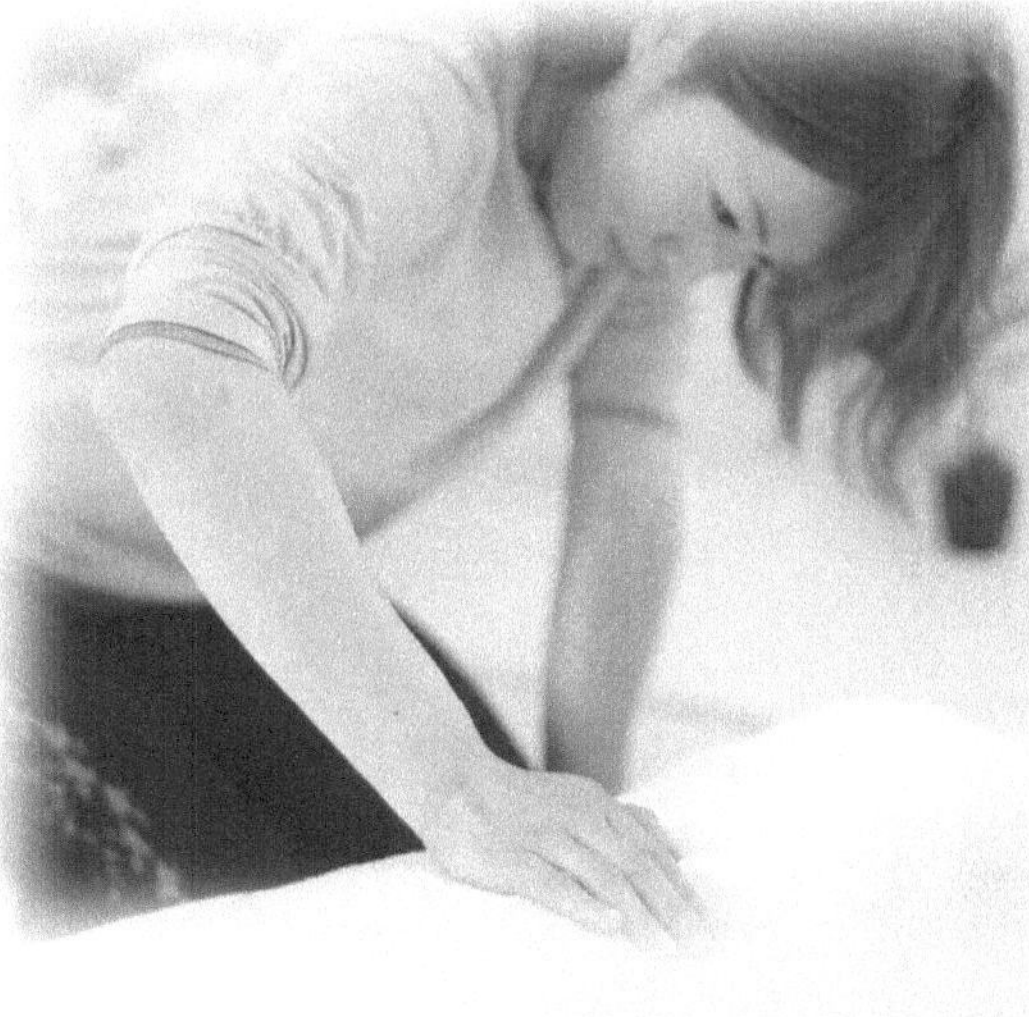

頑張ってはダメ

儀式は不要

私達はいつもレイキとつながっています。準備なんて一切必要なし！　儀式はしないほうが上手くいきます。

レイキ七ヶ条

送ろうとしない
出そうとしない
治そうとしない
何もイメージしない
力まない
頑張らない
雑念は気にしない

~~乾浴~~
~~レイキシャワー~~
~~オーラ浄化~~

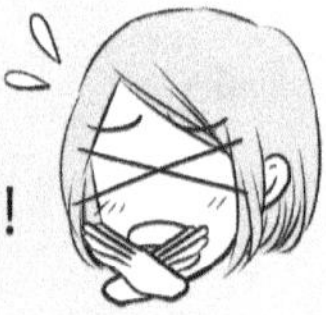

必要ない！

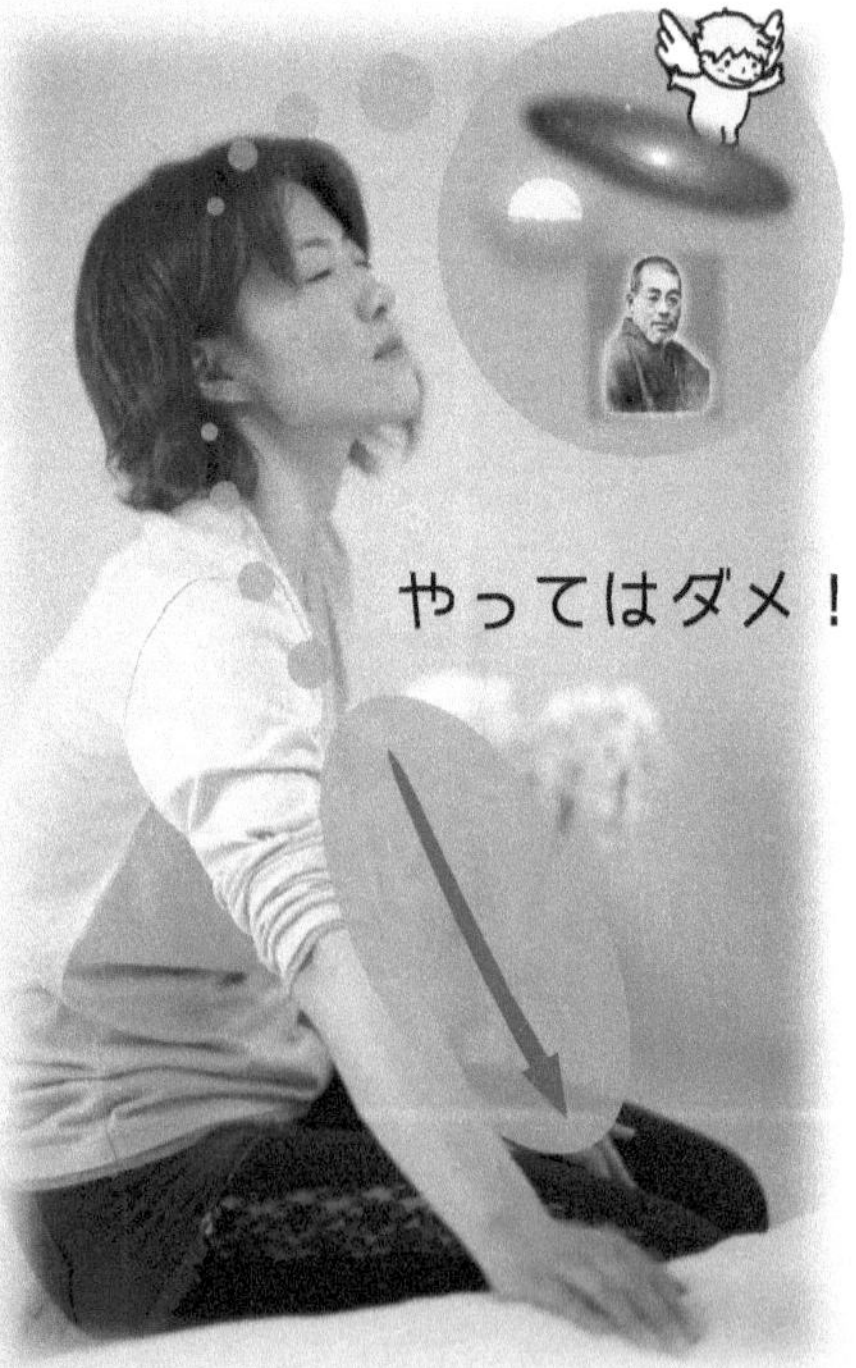

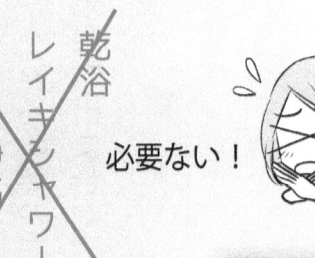

イメージングしない

天使とか宇宙とか、気の流れとかイメージする必要もなし！　イメージングしても緊張が増えるだけです。

姿勢や体勢は調整して

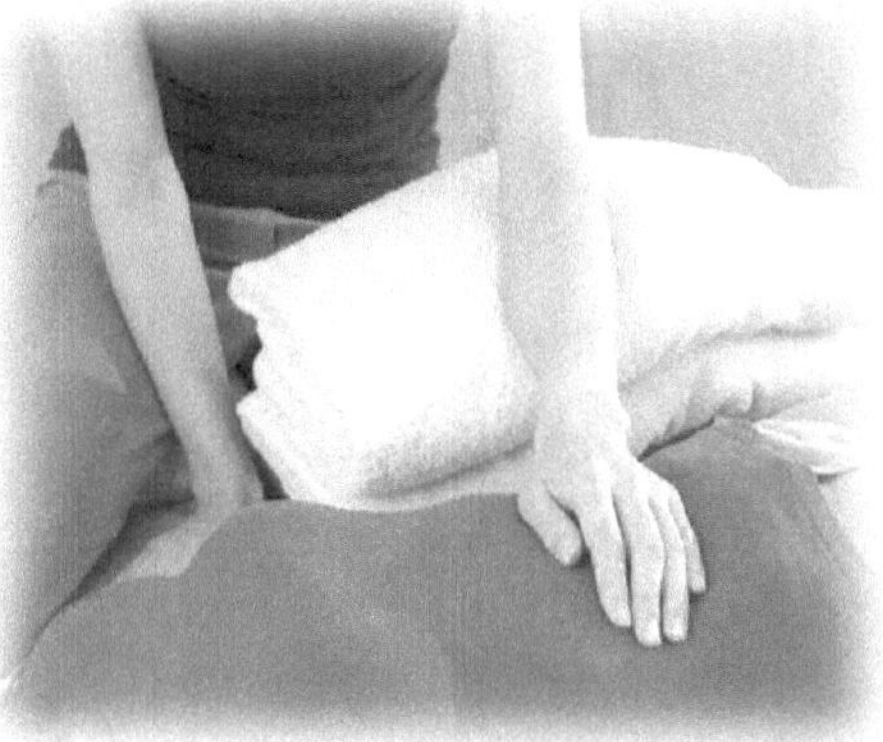

同じ格好をしていると疲れちゃいますから、姿勢や体勢はどんどん変更していってください。左右の手も疲れたら換えます。楽ちんでやるのがポイントです。

ながらで、どんどん使う

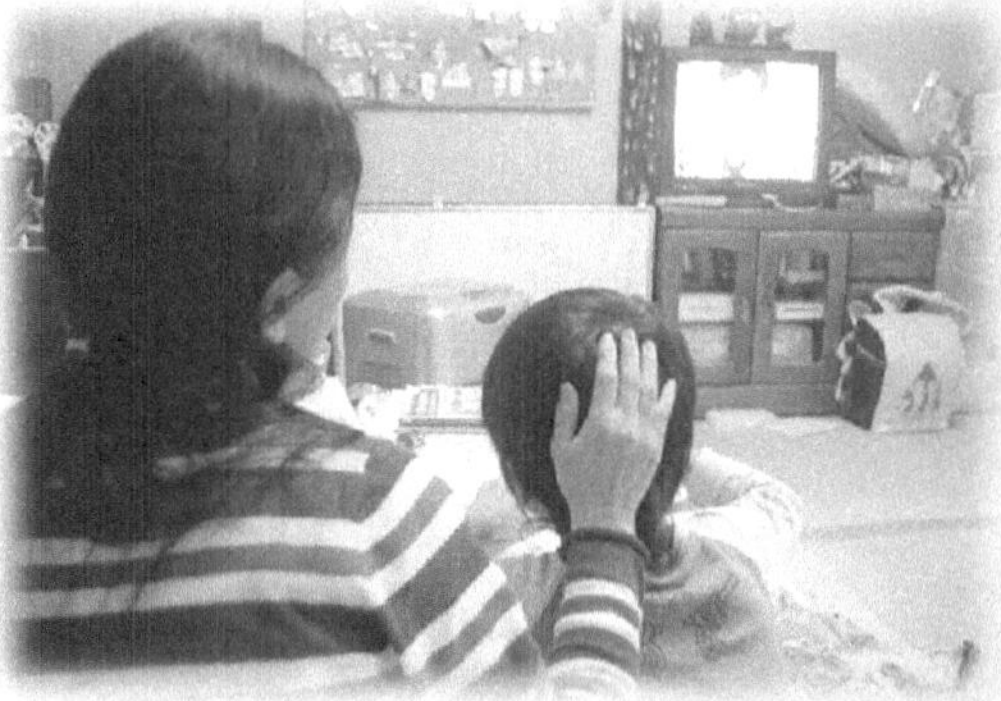

友達や家族同士だったら、ながらで使えます。話しながらとか、テレビを見ながらとか、お茶しながらとか、添い寝しながらとか。

そうすると、時間がとっても有効に使えます。その間に自分の体の調子も良くなるんだから、最高にお得です。

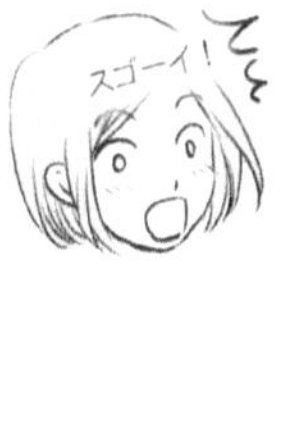

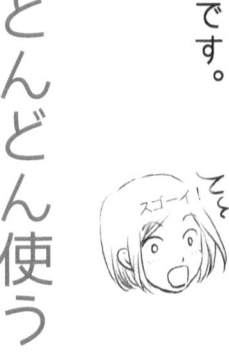

5分では短すぎ

5分でも手を当てれば、暖かく気持ち良く感じますが、それだけでは、それだけのものです。普通の肩こりでも10～15分は必要です。

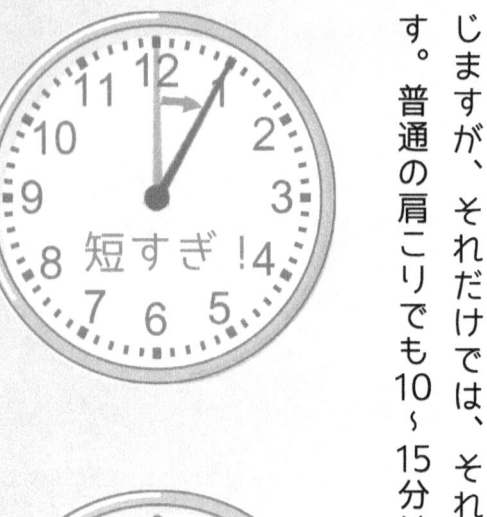

軽度の問題

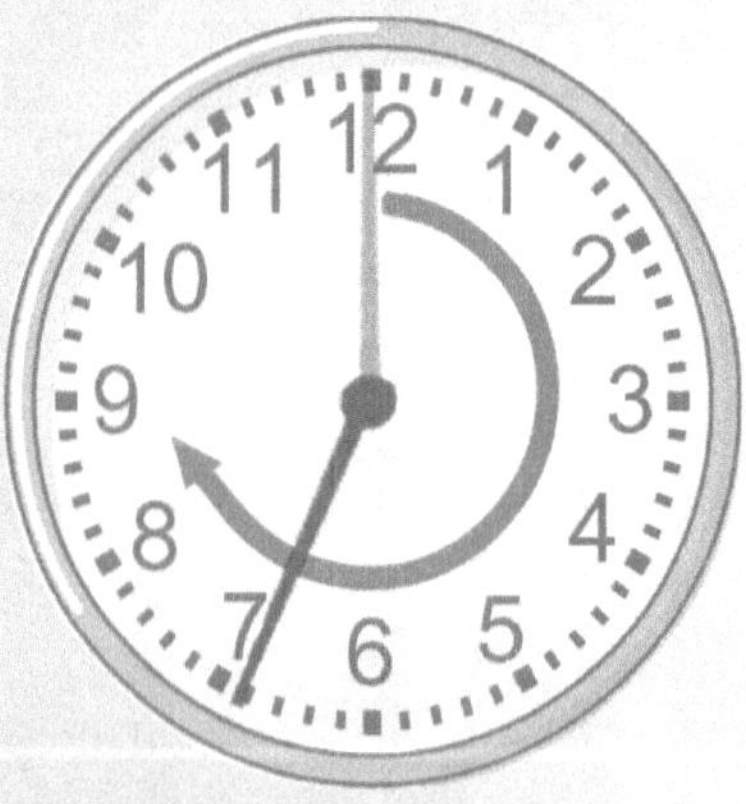
病気や慢性的なとき

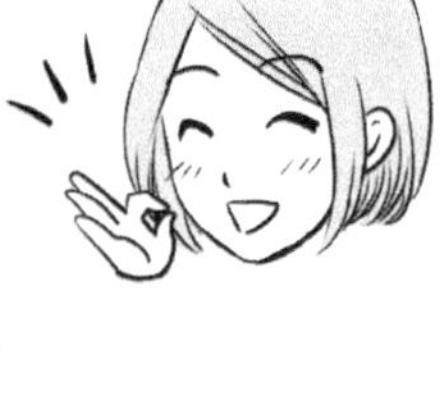

軽度の問題は10～15分当てれば効果が

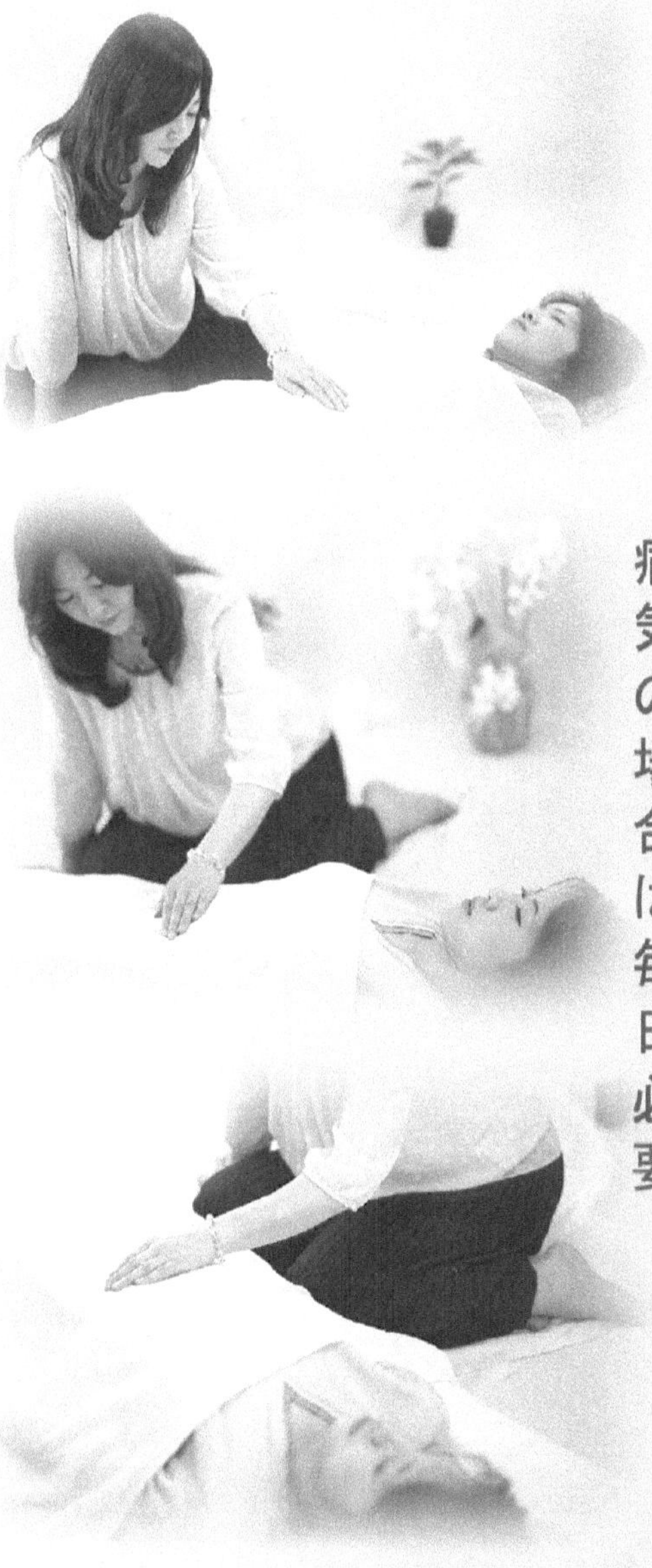

病気の場合は毎日必要

病気や慢性の場合、患部に30分以上手を当てる

病気や慢性的なものは、10～15分では短すぎ、少なくとも30分以上は必要。一回レイキしても、目立った変化が現れない時もあります。こういった問題は、根気よく必要な日数、手を当てていくことが必要です。

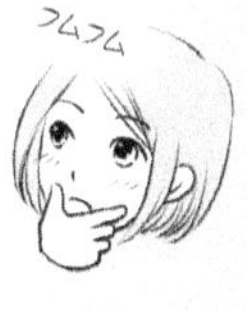

火傷 打身 打撲 捻挫

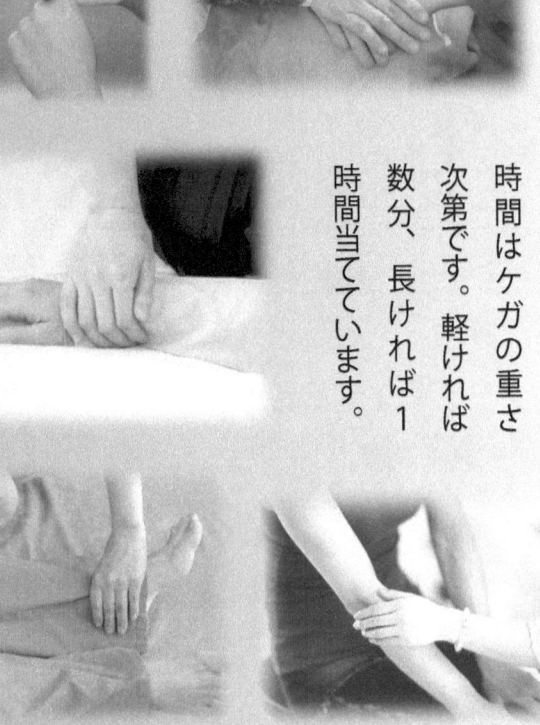

ケガには直後にレイキを始めるのがポイント！ 直後と5分後からでは結果が大きく違います。「痛い→即レイキ」で結果に驚かれるでしょう。途中でジンジンしても続けること。

時間はケガの重さ次第です。軽ければ数分、長ければ1時間当てています。

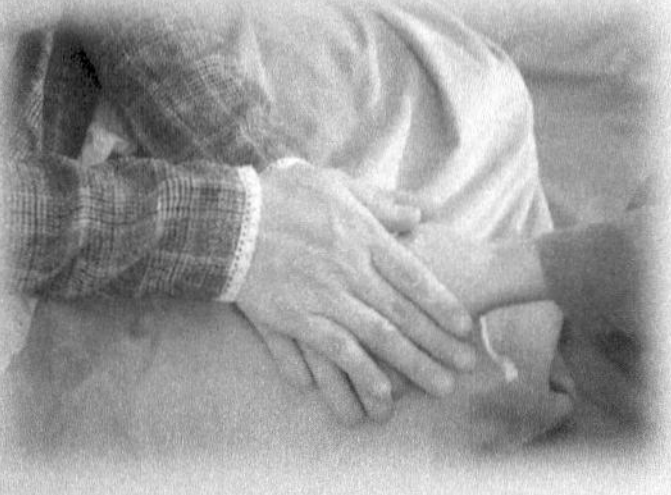
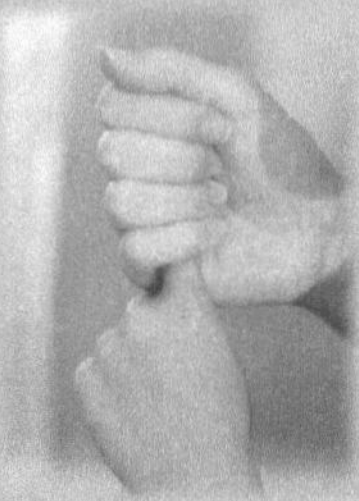
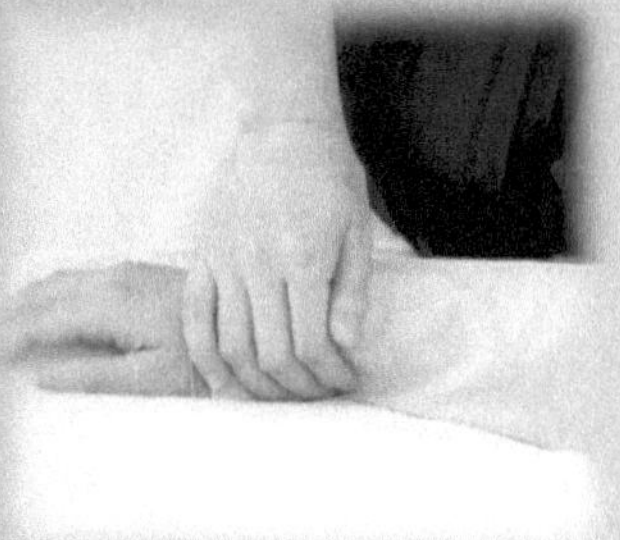
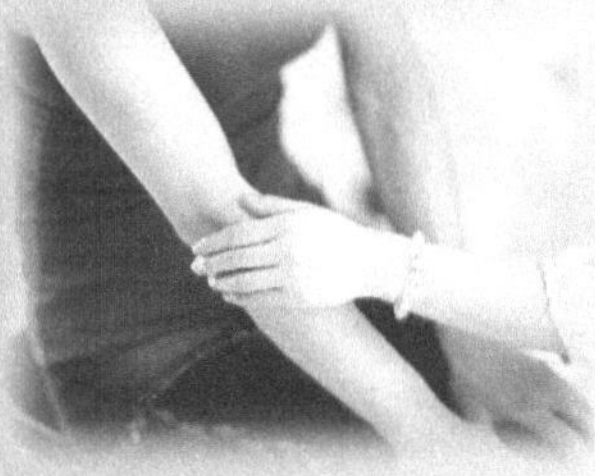
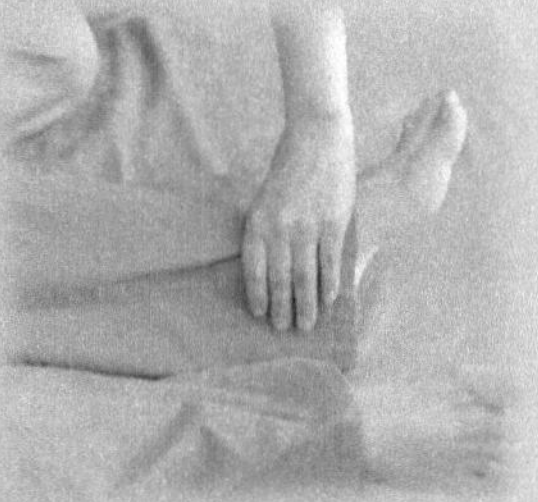

腰痛

腰の痛みの箇所に手を当てます。慢性ですから、20分以上は当てていると良いです。一回だけでなくて続けていきましょう。

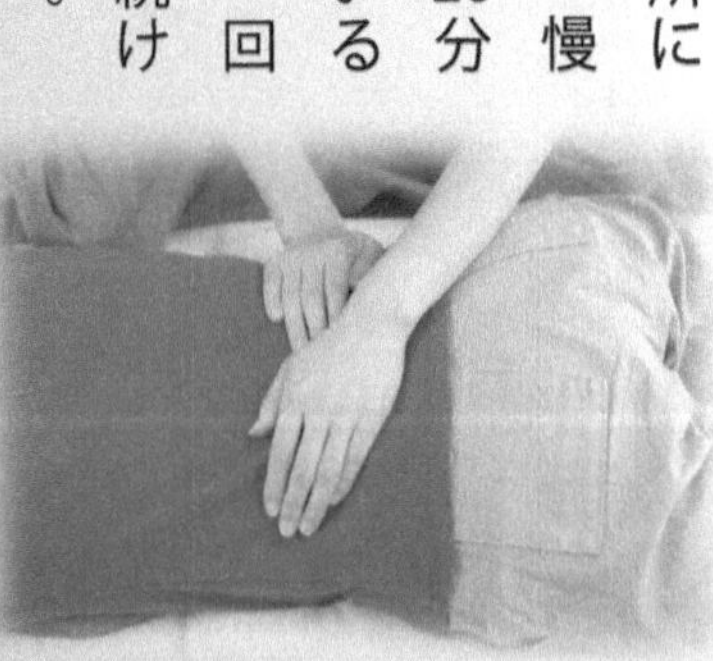
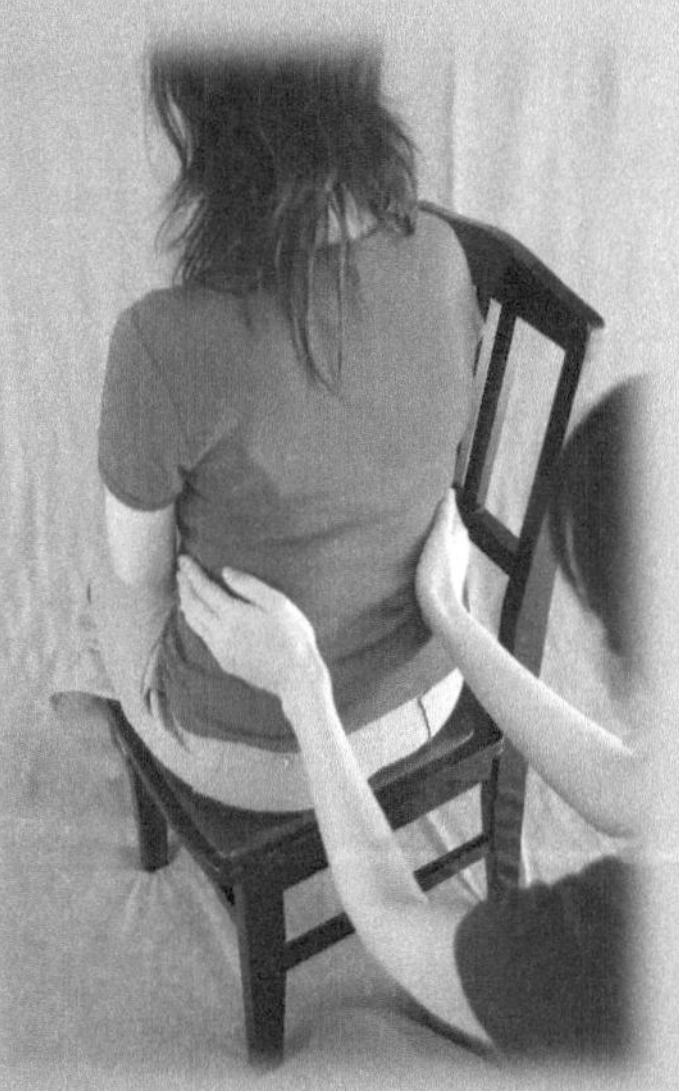

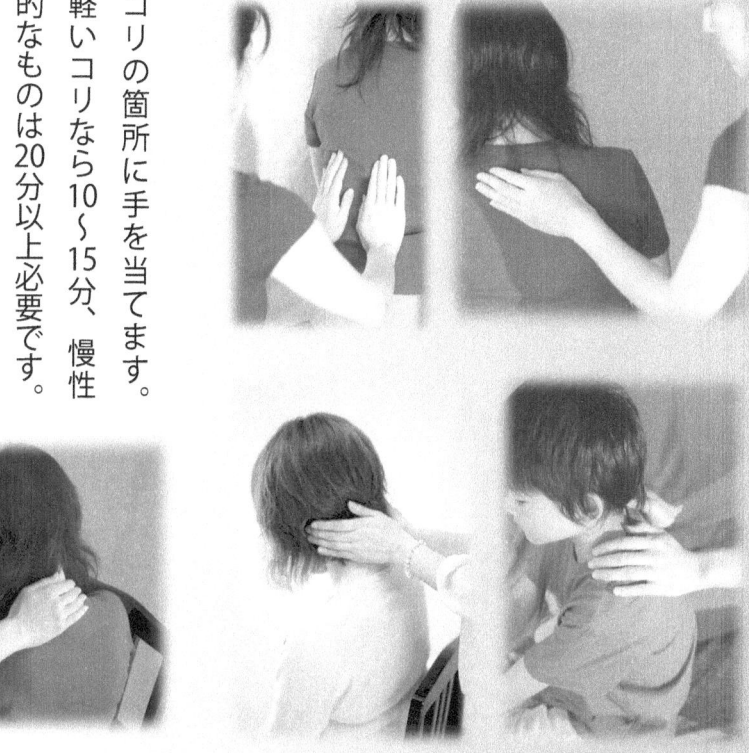

コリ 肩 首

コリの箇所に手を当てます。軽いコリなら10～15分、慢性的なものは20分以上必要です。

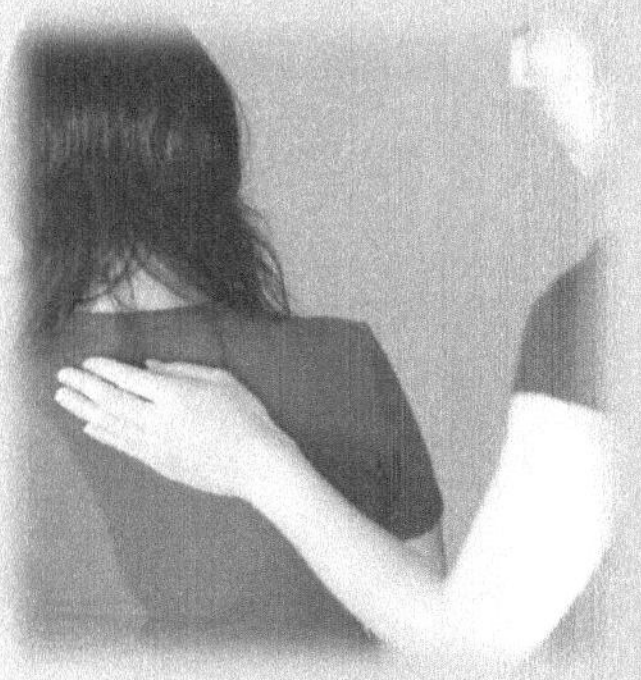
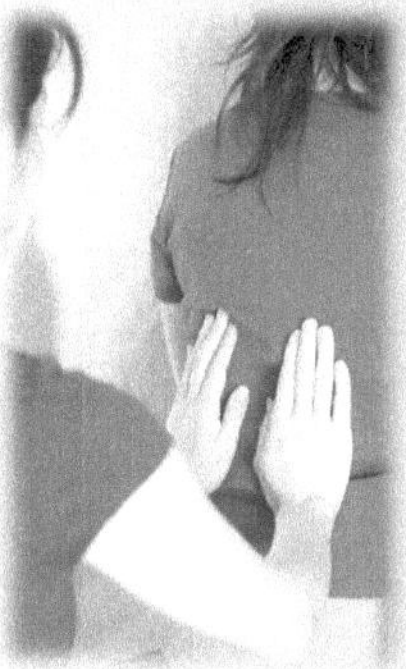
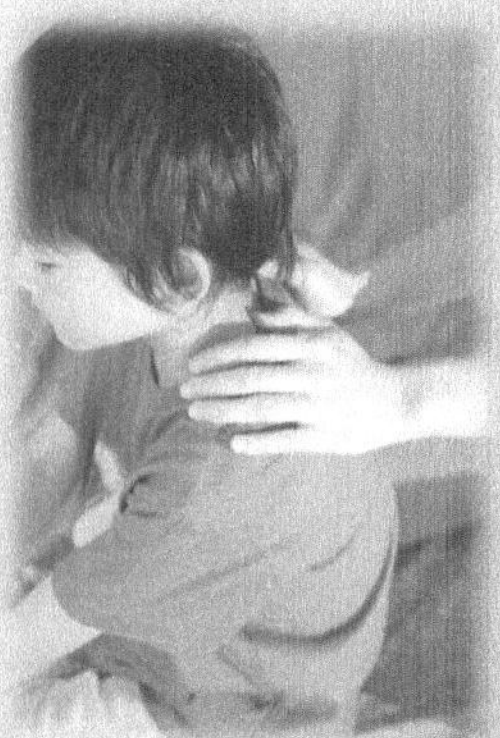
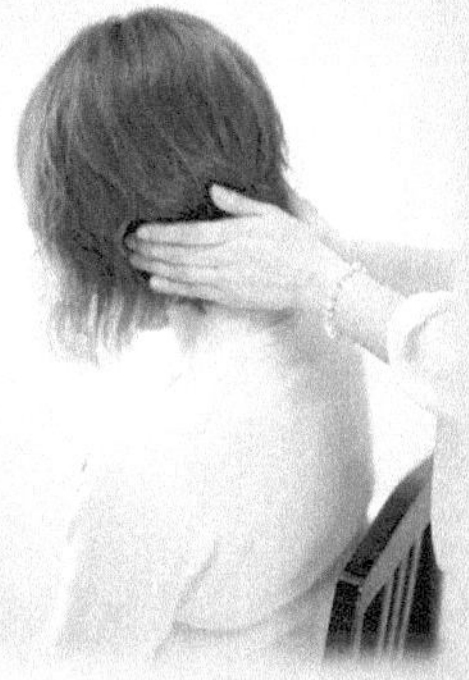
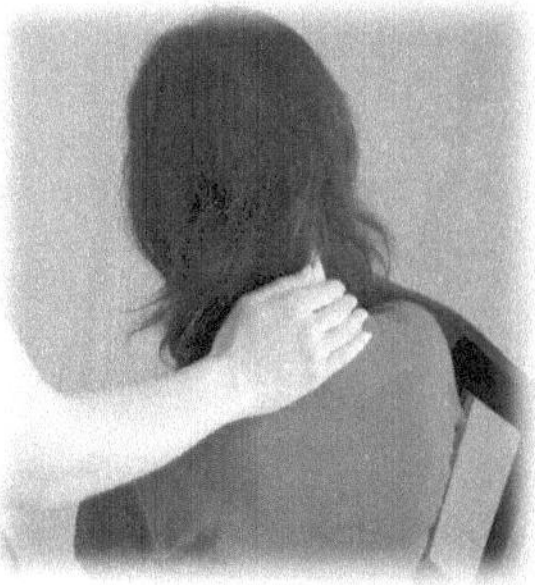

関節

問題の関節をはさむようにすると一層効果的。慢性ですから、20分以上当てていると良いでしょう。また四肢の場合は、最初に身体との付け根を数分ほどレイキすると、血行が良くなり効果が得られやすいです。

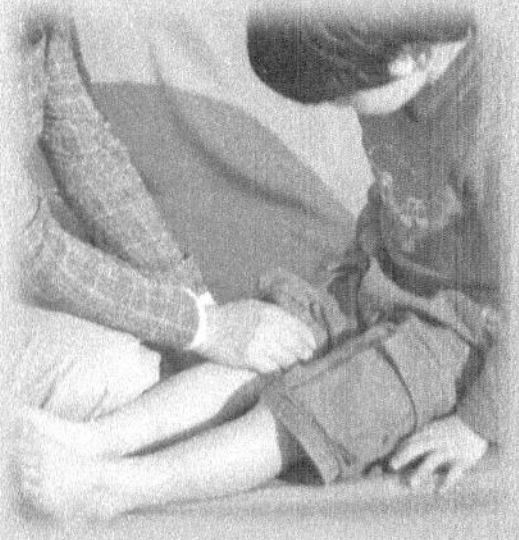
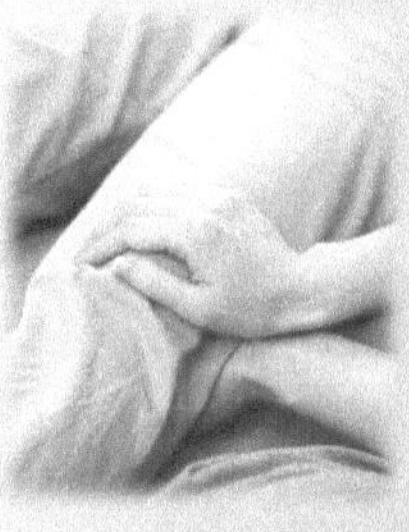
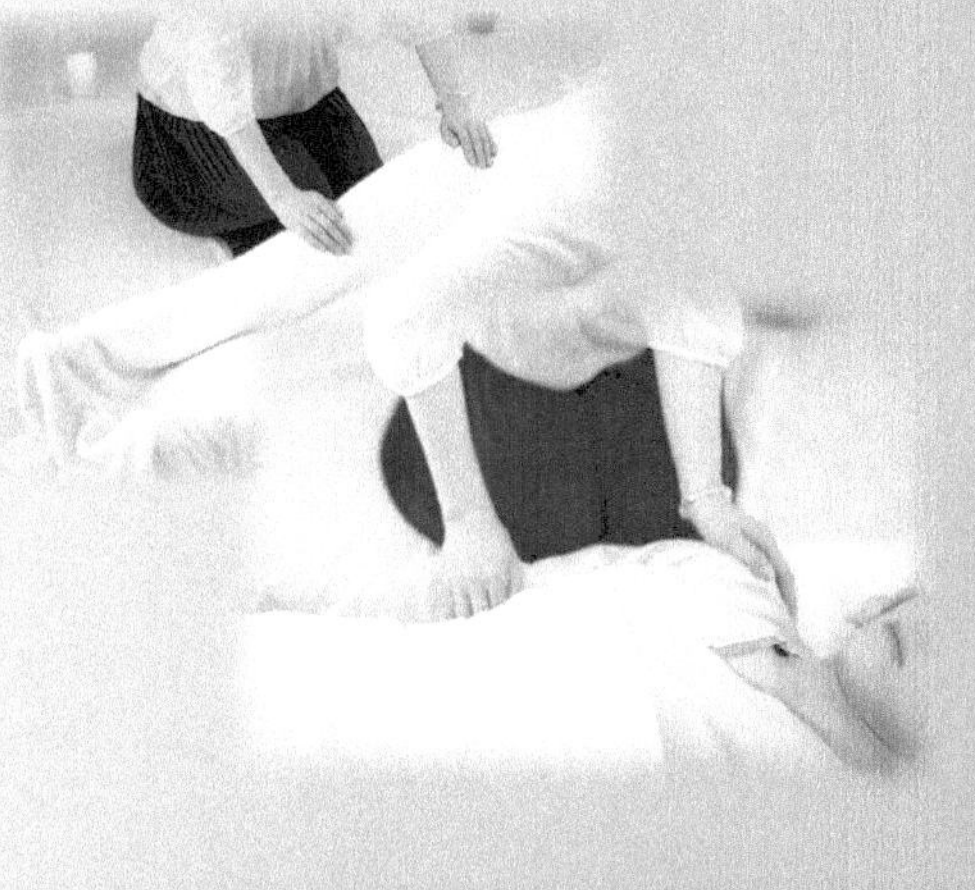

頭痛

偏頭痛はそのスポットに当てます。首コリから来る頭痛は首にレイキします。メンタルな頭痛は頭全体にレイキします。必要な時間には幅があります。

治りにくいものは、医師の検査と診断を。

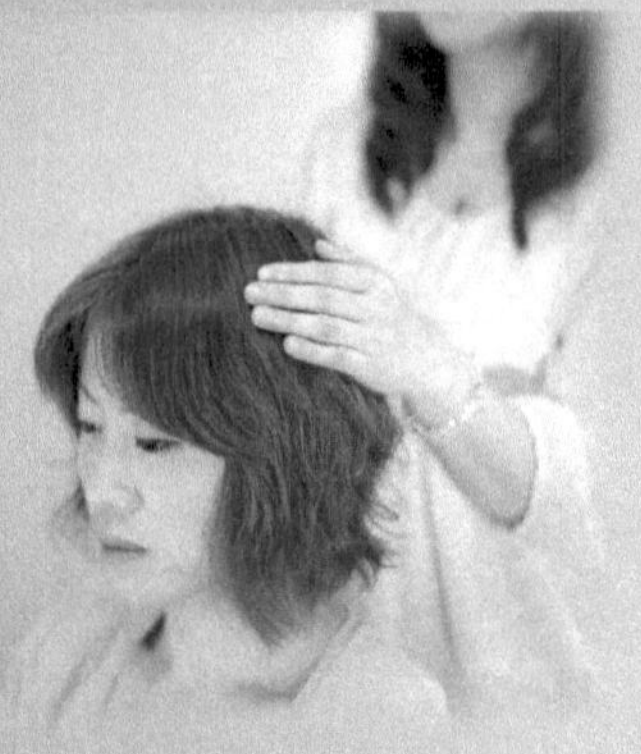

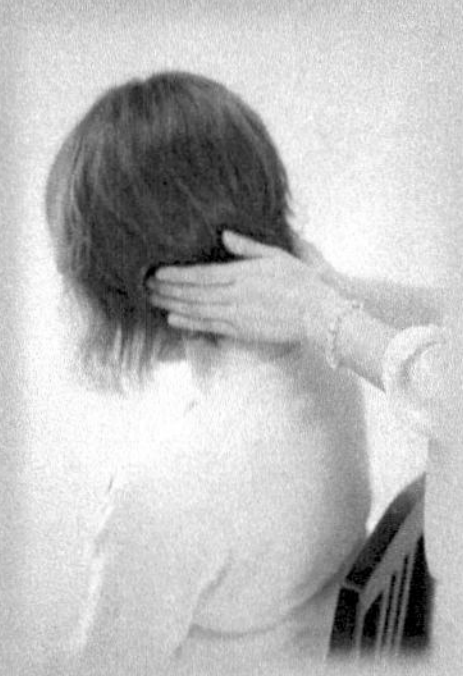

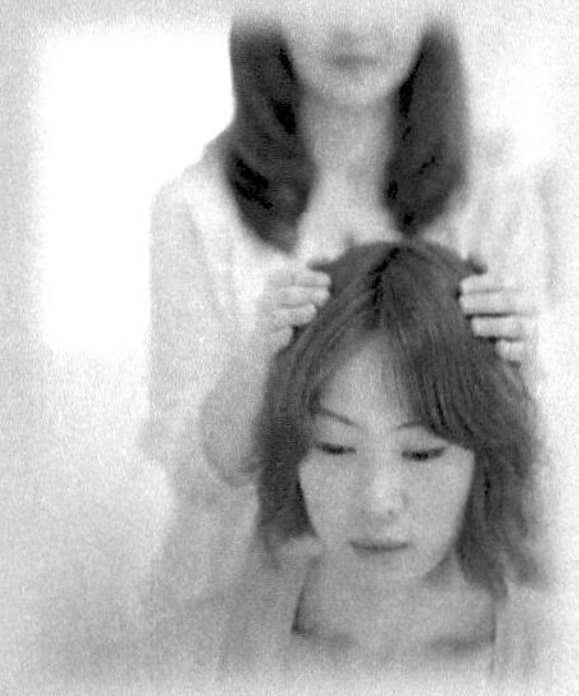

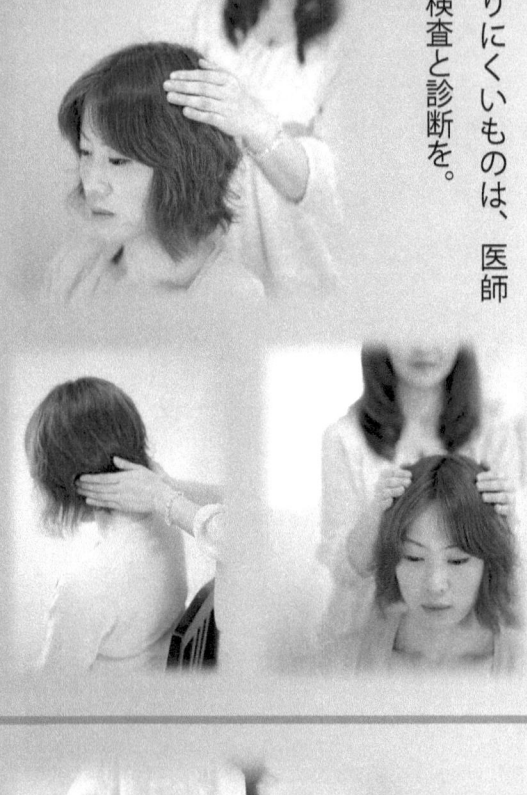

消化器

消化器系はその問題によって、胃・十二指腸（みぞおち右）・膵臓（胃の裏）・小腸・結腸など、当てる箇所が違います。身体の前後ではさむように手を当てるとさらに良いです。

メンタル面から来ている場合もあり、その時は頭のレイキもします。

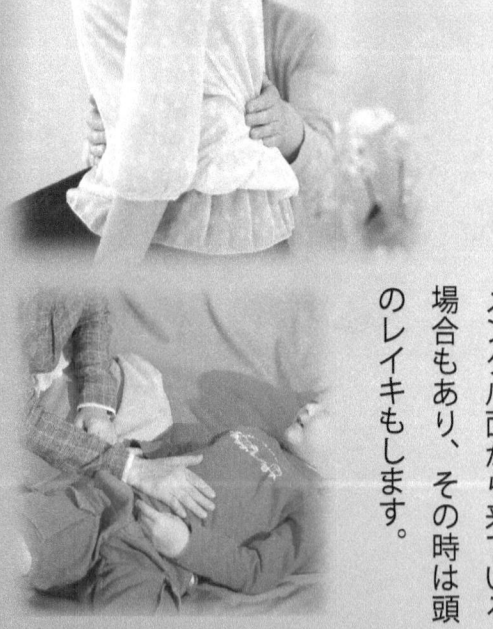

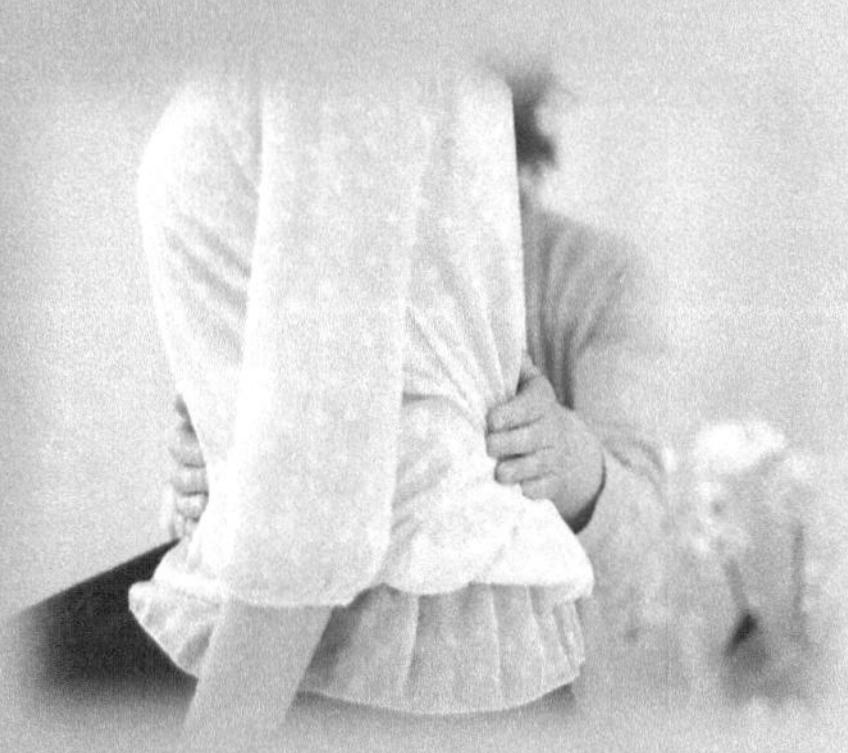

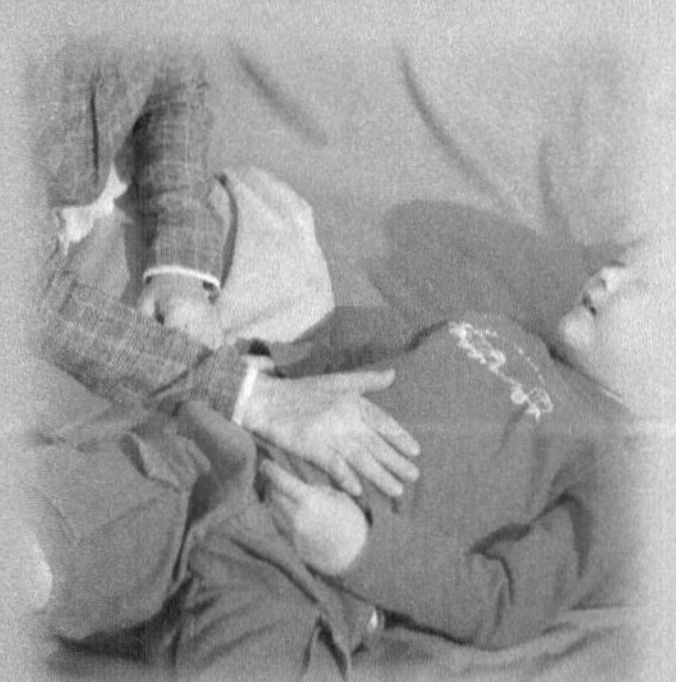

冷え

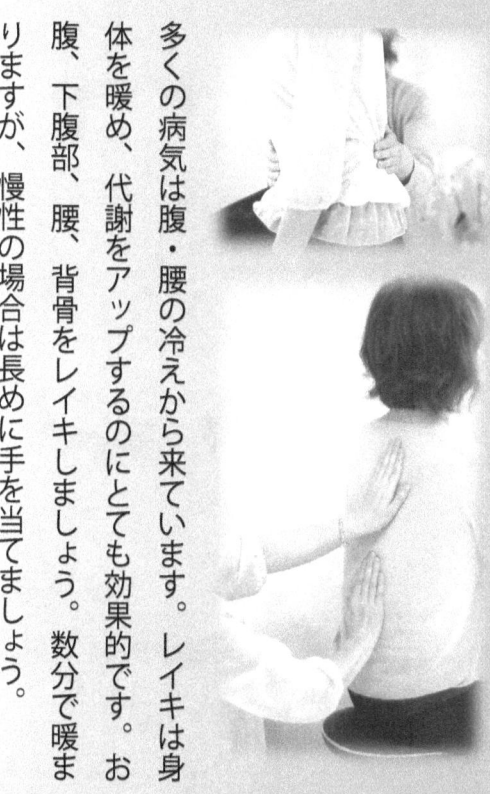

多くの病気は腹・腰の冷えから来ています。レイキは身体を暖め、代謝をアップするのにとても効果的です。お腹、下腹部、腰、背骨をレイキしましょう。数分で暖まりますが、慢性の場合は長めに手を当てましょう。

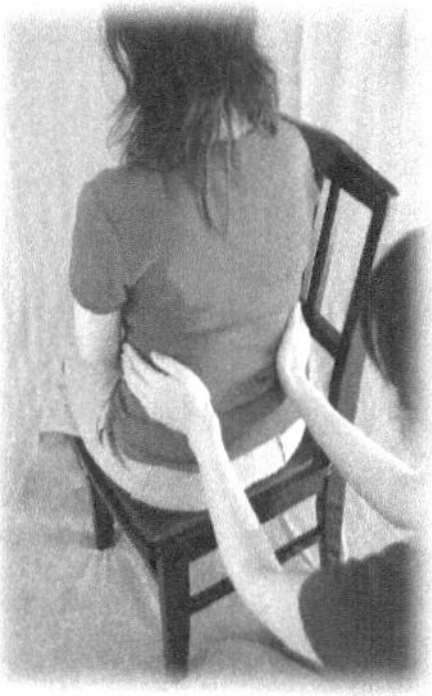

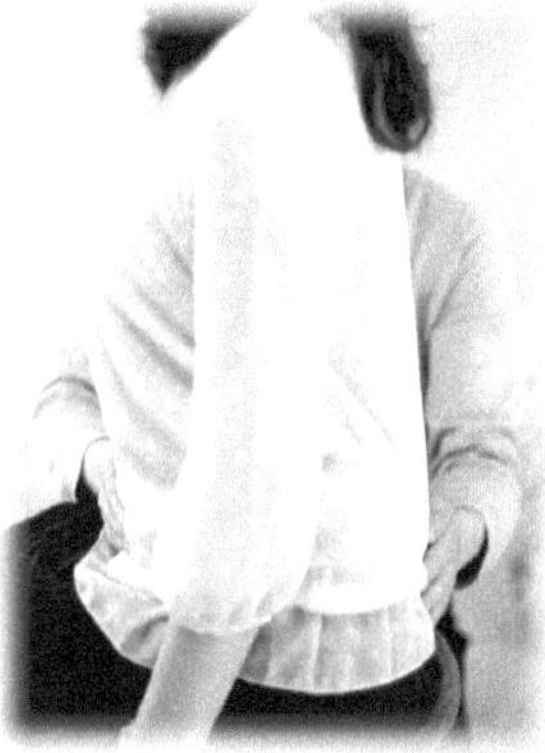

風邪 ウイルス

高熱には水分補給を！

（1）頭頂から後方へ約3cmいったポイント（2）首の後ろ（頸椎突起）（3）背骨、この3箇所が効果的。時間は30分～1時間以上。この中でヒビキの強い箇所を重点的に。レイキで熱が上昇するときもあります。医師の治療も併用して下さい。

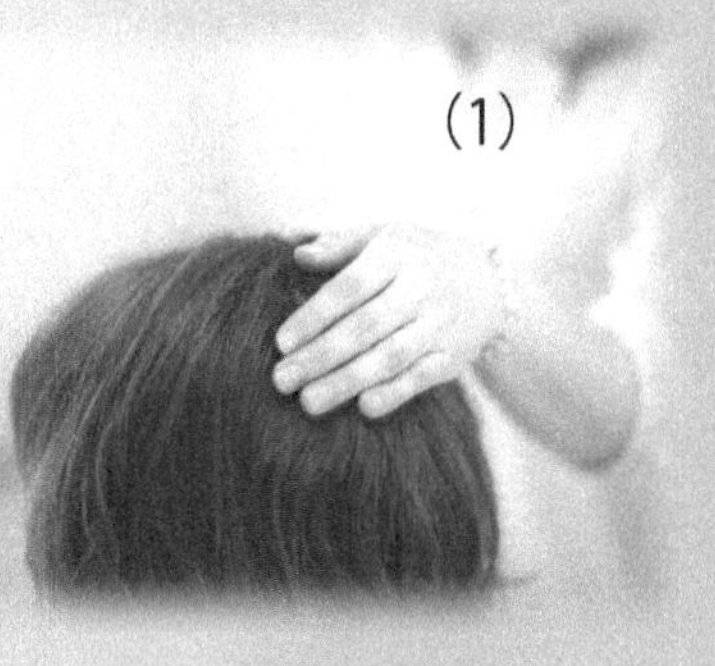

(1)

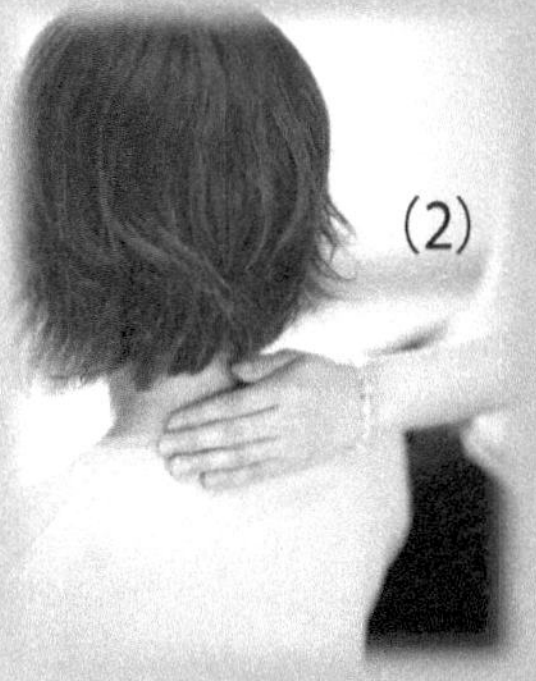

(2)

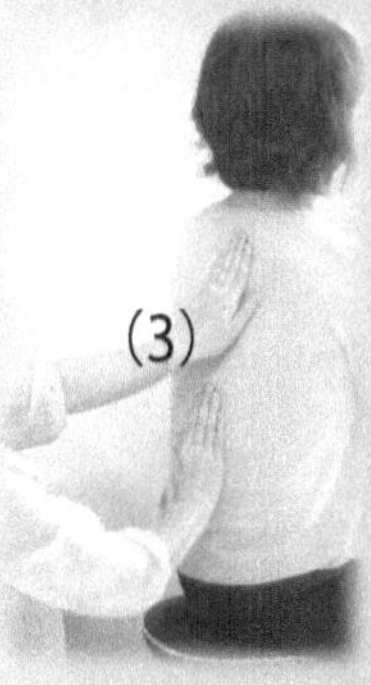

(3)

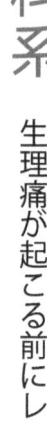

婦人科系

生理痛が起こる前にレイキを！

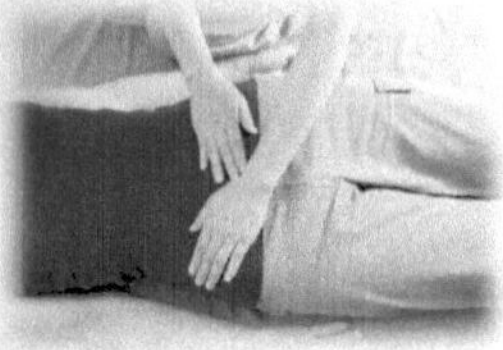

前から下腹部だけも可能ですが、恥骨と仙骨をはさむように手を当てると最適。冷えのためのレイキも併用して下さい。生活改善も必要です。

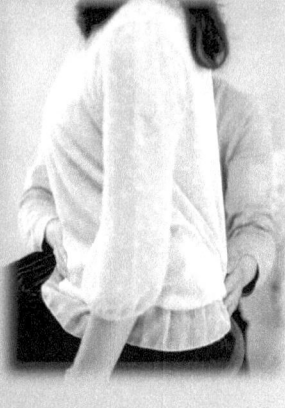

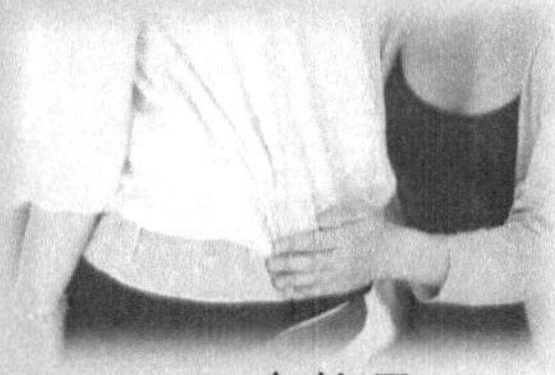

↑仙骨

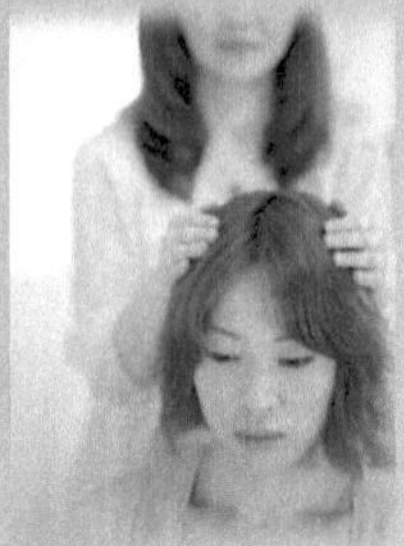

婦人科系はメンタル面の影響も大きく、頭へのレイキも大事です。

眼・鼻

前後ではさみます。眉で着地して、眼には触らないで当てます。指先のビームを鼻骨に当てるのも可能です。

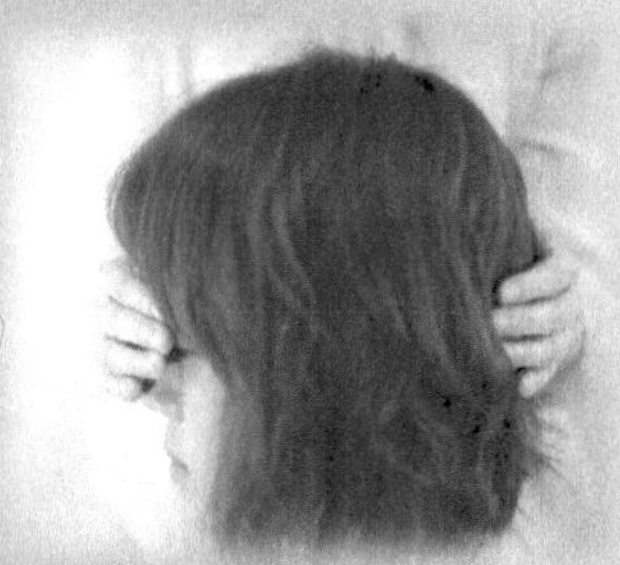

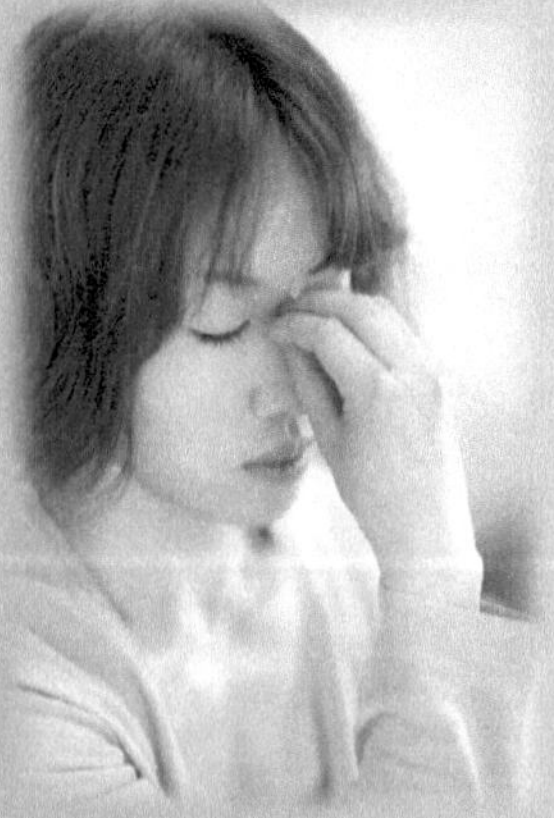

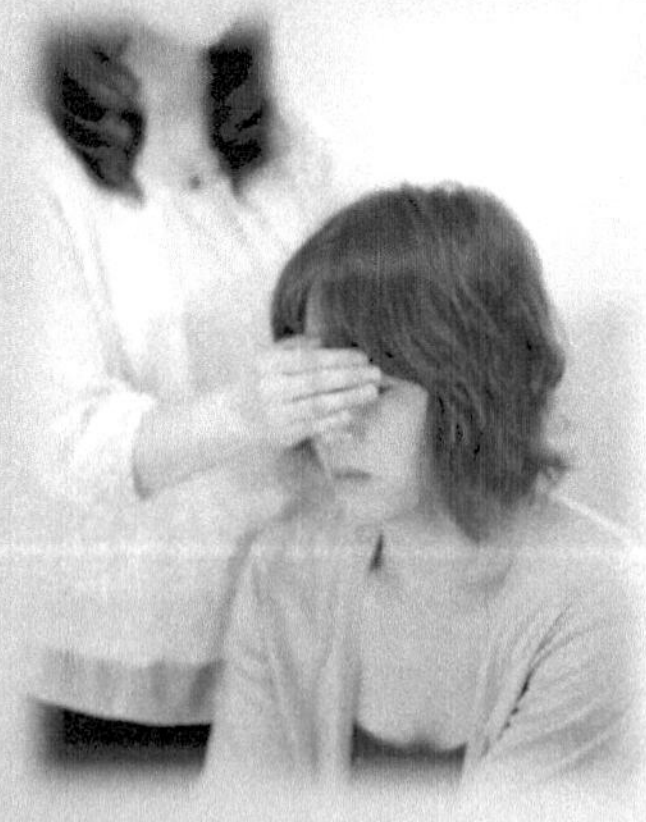

メンタル面

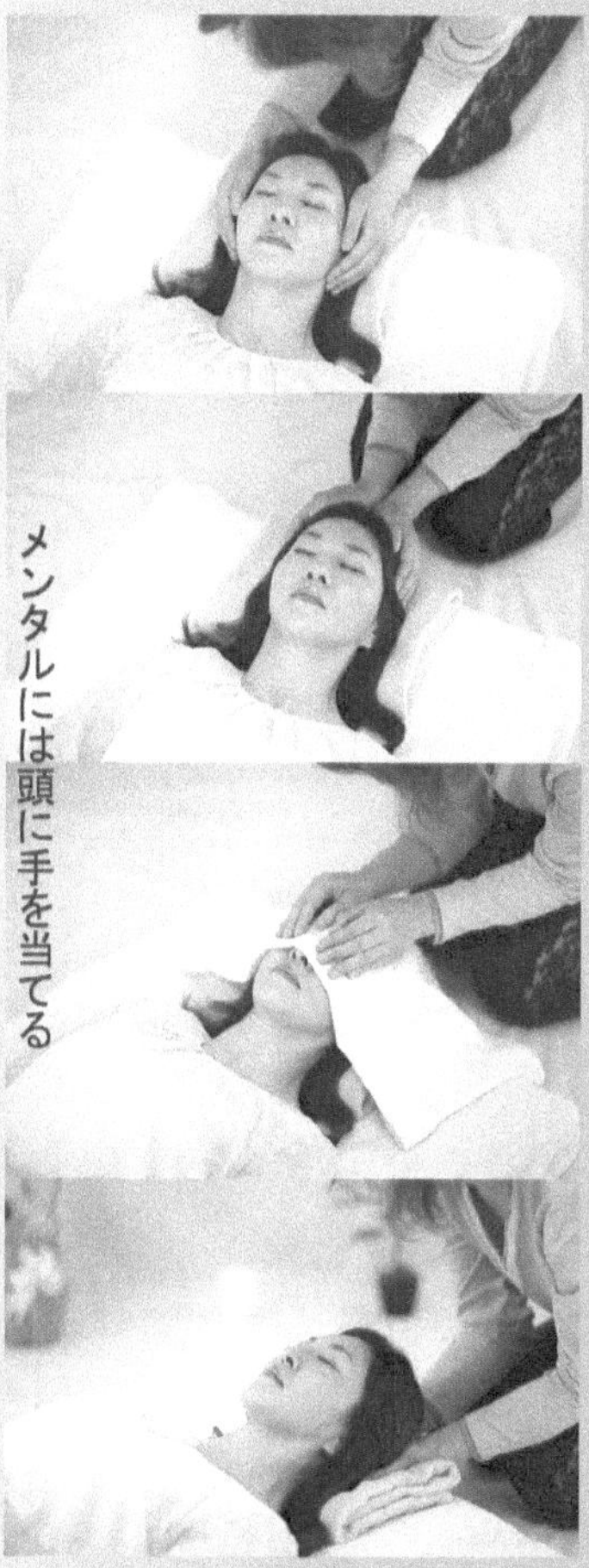

メンタルには頭に手を当てる

多くの病気がメンタル面から来ています。頭を中心にレイキして、胸にもすると良いです。頭への手の当て方にルールはありません。最適なのはヒビキを見つけてそこに当てることです。時間は頭全体に対して、軽ければ30分、ウツのように重ければ1時間以上使います。普通のストレス、精神疲労でしたら一回のセラピーで済む場合が多いです。ウツのように重ければ、10～20回を数ヶ月～半年の期間をかけてレイキしていきます。

多くの病気の背後にはメンタル面の問題が！
レイキで日常的にストレスケアをしましょう♥

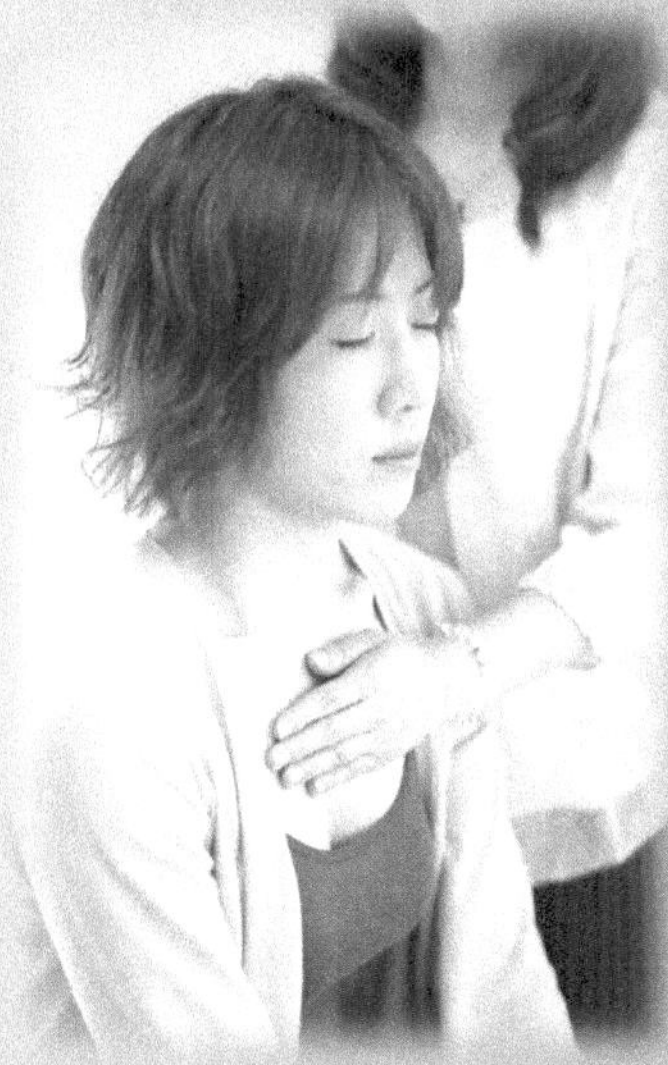

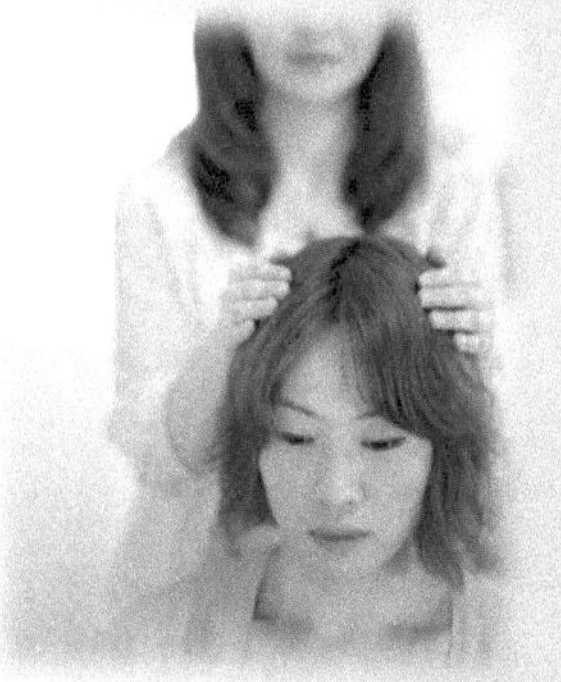

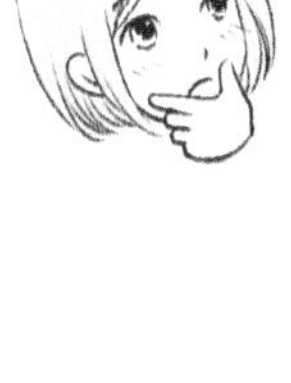

疲労

身体の疲労は、肝臓と腎臓にレイキします。肝臓はあばらの右側下部を前後ではさみます。腎臓はウエストライン少し上の背骨脇に当てます。背骨も疲労回復に有効です。メンタル面の疲労は頭にレイキします。

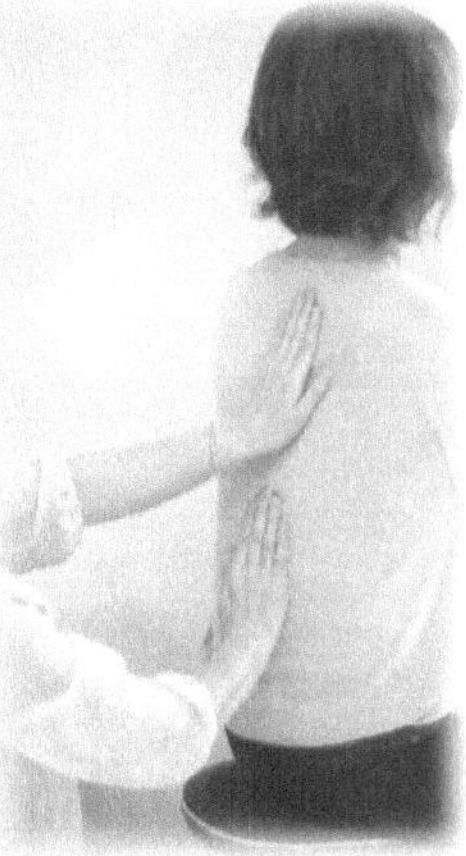

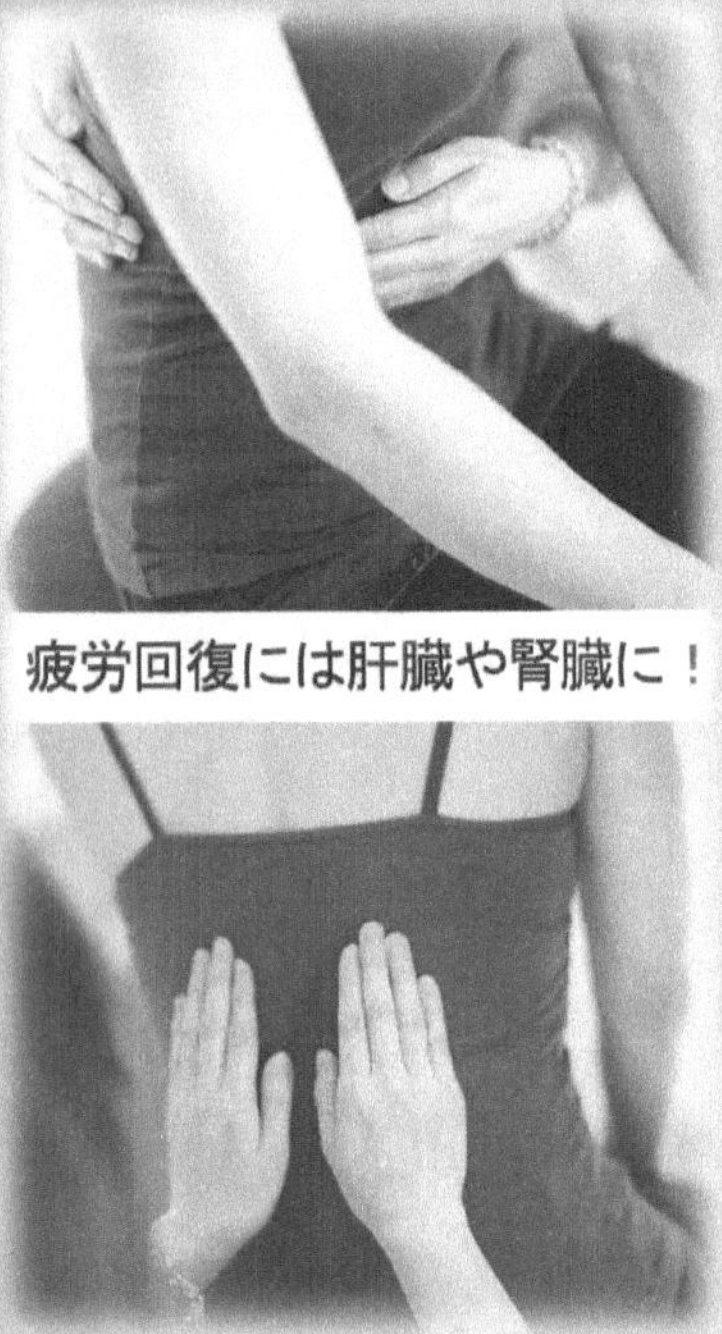

疲労回復には肝臓や腎臓に！

不眠

頭を中心にレイキしますが、胸、お腹、膝、脚で安眠出来る場合もあります。寝床に入って当てながら寝れば、使いやすいです。

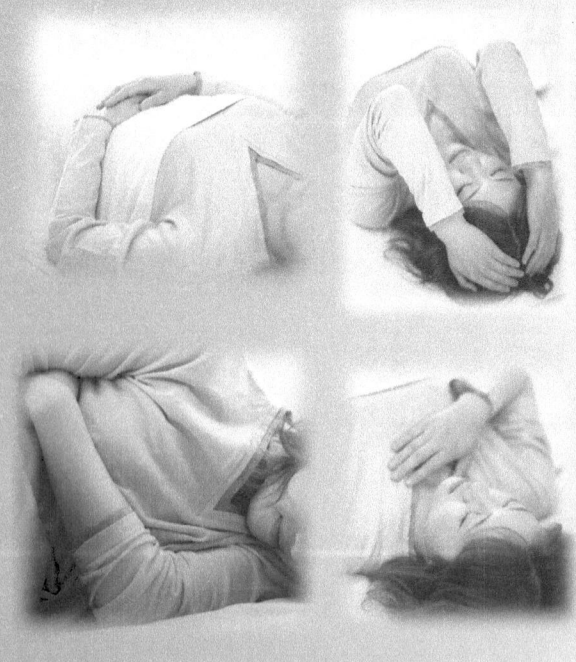

スクールで学ぶには？

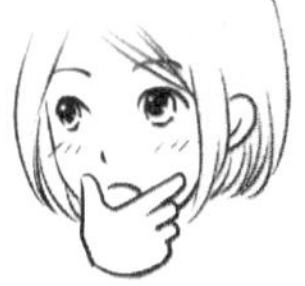

レイキは意図のないエネルギーなので色々な目的で使用可能。治療や癒しに使ったり、スピリチュアルな目的で使ったり、自分の興味に合うスクールを見つけましょう。

◎アチューメントは少なくとも3回

アチューメント一回ではレイキの流れが十分でない場合もあり、一日の講習で3回は受けるのがお勧めです。

◎練習時間はたっぷりか

レイキは人に手を当てて使うもの。その一番肝心な部分の練習をしっかりやってもらうのが大事です。

◎4時間以上使う

一つの標準レベルを教えるには少なくとも4時間は必要。2~3時間のスクールは詐欺まがいのものもあり要注意。

◎最初はレベル1だけ受講する

連日でレベル1と2を受けても、上手く修得出来ません。最初から無理にレベル2まで勧めるのは営利目的です。

◎1日で複数のレベルを受けない

1日で複数レベルを受けても全く身につきません。お金と時間の無駄。そのような詐欺的なスクールには要注意。

◎伝統霊気を学ぶ

現在、本当の伝統霊気を正しく学べるのは「直傳靈氣®」が唯一です。

本で学ぶには

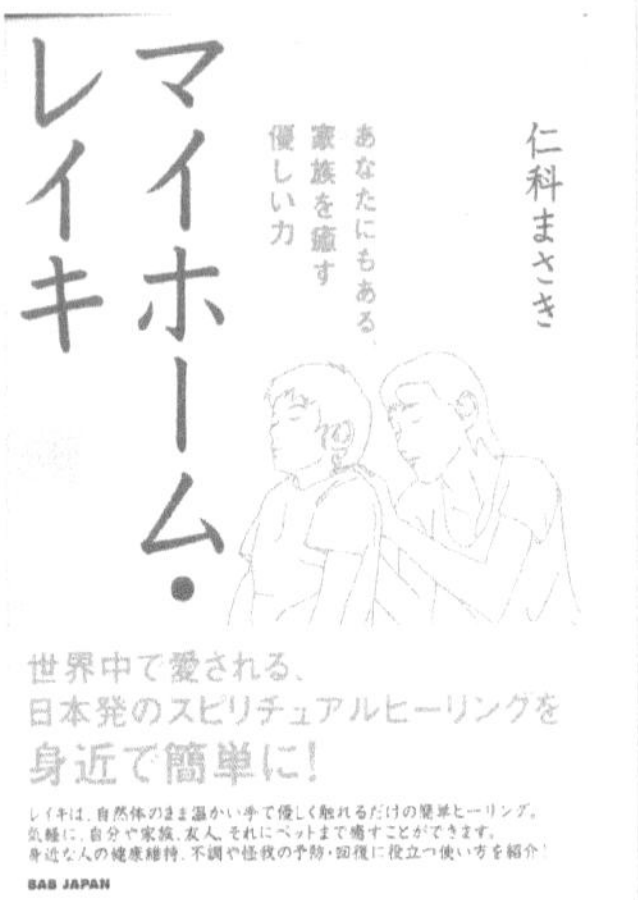
仁科まさき
あなたにもある、
家族を癒す
優しい力
マイホーム・レイキ
世界中で愛される、
日本発のスピリチュアルヒーリングを
身近で簡単に!
レイキは、自然体のまま温かい手で優しく触れるだけの簡単ヒーリング。
気軽に、自分や家族、友人、それにペットまで癒すことができます。
身近な人の健康維持、不調や怪我の予防・回復に役立つ使い方を紹介!
BAB JAPAN

「マイホーム・レイキ」はレイキの詳しい説明から始まり、初歩から日常の実際の手の当て方などの実用的な情報、そしてヒビキの詳しい解説が満載。これまでなかった新しいタイプのレイキの本です。

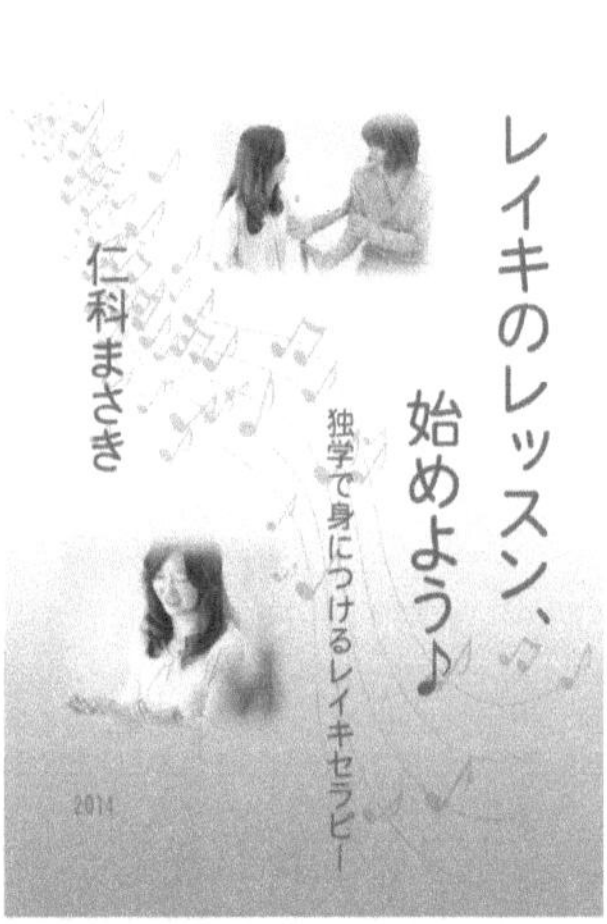
レイキのレッスン、始めよう♪
独学で身につけるレイキセラピー
仁科まさき
2014

「レイキのレッスン、始めよう♪」は、自分でレイキを使えるようになるための独習書。自分で気の流れを良くする色々な練習をしていきます。細部にわたってとても親切な記述なので、手当ての基礎が身につきます。アマゾンで購入可能。

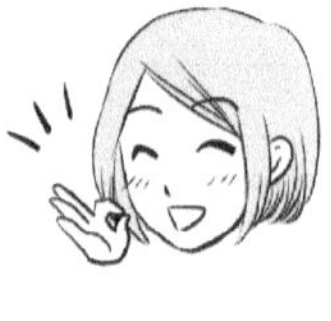

本書は紙の書籍としてそのままで、配布・再販売が可能ですし、講習のテキストとして使っていただけます。電子書籍としてはAmazon からの販売のみで、配布は出来ません。